Sigrun Simolka

Diabetes mellitus bei russisch-sprachigen Migranten und Spätaussiedlern

Subjektives Krankheitserleben - persönliche Ressourcen - Empfehlungen für die
Beratung (eine Literaturanalyse seit 2009)

**Bibliografische Information der Deutschen Nationalbibliothek:**

Bibliografische Information der Deutschen Nationalbibliothek: Die Deutsche Bibliothek verzeichnet diese Publikation in der Deutschen Nationalbibliografie; detaillierte bibliografische Daten sind im Internet über http://dnb.d-nb.de/ abrufbar.



Copyright © 2014 Diplom.de
Druck und Bindung: Books on Demand GmbH, Norderstedt Germany
ISBN: 9783956367083

https://www.diplom.de

MIX
Papier aus verantwortungsvollen Quellen
Paper from responsible sources
FSC® C105338
FSC
www.fsc.org

**Sigrun Simolka**

# Diabetes mellitus bei russisch-sprachigen Migranten und Spätaussiedlern

## Subjektives Krankheitserleben - persönliche Ressourcen - Empfehlungen für die Beratung (eine Literaturanalyse seit 2009)

# Danksagung

Bedanken möchte ich mich an dieser Stelle bei den Betreuern meiner Bachelorarbeit: Prof. Dr. Wilfried Schnepp und Helmut Budroni. Beide haben mir mit ihrer konstruktiven Kritik beim Verfassen der Arbeit sehr geholfen. Einen ganz lieben Dank möchte ich auch an Izabella Veytsmann aussprechen, die mir meine vielen Fragen russischsprachige Migranten betreffend mit einer ungeheuren Geduld beantwortet hat.

Januar 2014

**„Jeder Mensch geht uns als Mensch etwas an."**[1]

Albert Schweitzer (1875-1965)

# Inhaltsverzeichnis

## Abkürzungsverzeichnis

| | | |
|---|---|---|
| Abb. | | Abbildung |
| Bsp. | | Beispiel |
| Chochran | Cochrane Library | nach Sir Archibald Leman Cochrane benannte Datenbank |
| CINHAL | | Culmulative Index to Nursing and Allied Health Literature |
| DDG | | Deutsche Diabetesgesellschaft |
| DIMDI | | Deutsches Institute für Dokumentation und Information |
| DMP | | Disease Management Program |
| ERIH | | European Reference Index of Humanities |
| GB | | Great Britain/ Großbritannien |
| GESIS | | Gesellschaft sozialwissenschaftlicher Infrastruktureinrichtungen (Leibnitz-Institut für Sozialwissenschaften |
| Hrsg. | | Herausgeber |
| IDF | | International Diabetes Federation |
| Pubmed | | Publisher's Medical Literature Analysis and Retrieval System Online |
| Scopus | | Science Citation Index Scopus: Zitations- und Abstract-Datenbank für wissenschaftliche Journalbeiträge |
| Scirus | | wissenschaftliche Suchmaschine des Elsevier-Verlages |
| STROBE-Statement | | The Strengthening the Reporting of Observational Studies in Epidemiology |
| USA | | United States of America |
| vs. | | versus |

# Abbildungsverzeichnis



# Tabellenverzeichnis

# 1. Zusammenfassung

## Hintergrund/ Zielstellung

Mit Hilfe einer Literaturanalyse sollten Daten zu subjektiven Krankheitstheorien, persönlichen Ressourcen und Veränderungen in den Beratungen bei von Diabetes mellitus betroffenen russischsprachigen Migranten und deutsche Spätaussiedlern exploriert werden.

## Methodisches Vorgehen

Unter den Schlagworten Diabetes mellitus, jüdische und russische Migranten, Spätaussiedler, Vorstellungen von Krankheit oder Gesundheit, subjektives Krankheitserleben, Selbstmanagement, Ressourcen und Beratung und den entsprechenden englischsprachigen Übersetzungen konnten Daten generiert werden.

## Ergebnisse der Analyse

Externalisierte Zuschreibungen zur Krankheitsursache äußerten jüdische, russischsprachige Migranten und Spätaussiedler. Spätaussiedler zeigten eine höhere internalisierte Kontrollüberzeugung als die anderen Migrantengruppen. Viel wichtiger als die Differenzierung nach Nationalitäten erscheint jedoch die Unterscheidung im sozio-ökonomischen Status, den Grad der Ausbildung und den externen Lebensumständen im Herkunftsland.

## Diskussion

Die Auseinandersetzung mit Gesundheit und deren Erhaltung geschieht eher bei gut ausgebildeten Menschen, deren sozio-ökonomischer Stand deshalb höher ist und die am ehesten einem urbanen Umfeld entstammen. Das sind zumeist jüdische Migranten und ihre Angehörige. Spätaussiedler kommen oftmals aus einer ländlichen Gegend und sind weniger gut ausgebildet. Sie konzeptualisieren Gesundheit als „zur Arbeit fähig sein". Das „selbst machen" und „gemeinsam in Familie erleben" sind zentrale Begriffe auch in der Krankheitsbewältigung.

# 2. Einleitung

Das Thema der von Diabetes mellitus betroffenen russischsprachigen Migranten beschäftigt mich seit langem. Den Anfang bildete die Bitte der Sozialarbeiter der örtlichen jüdischen Gemeinde, ihre aus den Nachfolgestaaten der Sowjetunion stammenden Gemeindemitglieder bezüglich Diabetes zu beraten. Aus einem Pilotprojekt wurden regelmäßige Schulungen und eine Selbsthilfegruppe russischsprachiger Menschen mit Diabetes mellitus, die allen Russisch sprechenden Menschen offen stehen.

Menschen mit russischem Migrationshintergrund benötigen vermutlich andere Beratungen hinsichtlich der Diagnose „Diabetes mellitus" als deutsche Patienten. Nicht nur die unbekannte Sprache erschwert eine Verständigung auf beiden Seiten. Sowohl im subjektiven Krankheitserleben, dem Verständnis der Ursachen und Behandlungsmöglichkeiten von Diabetes mellitus als auch persönliche Ressourcen der Krankheitsbewältigung unterscheiden sie sich wahrscheinlich deutlich gegenüber deutschen betroffenen Menschen. Die Gruppe der russischen Zuwanderer ist sehr heterogen [12].

Jüdische Migranten als auch Spätaussiedler mit einem eher deutsch-stämmigen Hintergrund, und ihre Angehörige, die mehrheitlich native Ukrainer, Kasachen oder Russen sind, gehören dazu. Ethnische Unterschiede lassen auch unterschiedliche Bewältigungsstrategien bei Erkrankungen erwarten.

In meiner Masterdissertation im Rahmen des Studiengangs „Diabetes Care" (Universität Roehampton/ GB in Kooperation mit der Gesundheitsakademie Rheine) hatte ich das Thema der jüdischen Migranten aus der ehemaligen Sowjetunion mit Diabetes mellitus bearbeitet. Mit leitfadengestützter Interviews wurden das subjektive Krankheitserleben, persönliche Ressourcen und daraus folgend Hinweise für die Beratungssituation exploriert [12].

In der jetzt vorgelegten Bachelor - Arbeit sollen mit Hilfe einer Literaturanalyse vorhandene Daten zu diesem Thema erweiternd für alle russischsprachigen Migranten und Spätaussiedler aus der ehemaligen Sowjetunion generiert werden. Ziel ist ein Erkenntnisgewinn für die Beratungssituation.

## 2.1 Statistiken

In Deutschland liegt der Ausländeranteil derzeit bei 8,2% [14]. Nur 5,3% davon sind Menschen aus den Nachfolgestaaten der ehemaligen Sowjetunion (Stichtag 31.12.2011) [14].

Seit 1990 sind ca. 2,5 Millionen Aussiedler (seit 1993 spricht man von Spätaussiedlern [15]) nach Deutschland eingewandert. Die prozentuale Verteilung der Wohnorte der Spätaussiedler innerhalb Deutschlands ist in Abbildung 1 ersichtlich [16].

Bis 2011 kamen ca. 205 000 jüdische Zuwanderer nach Deutschland [17]. Seit 2002 rangiert Deutschland als Einwanderungsziel für jüdische Migranten noch vor Israel und den USA [18]. Die prozentuale Verteilung auf die Bundeländern ist ähnlich wie bei den Spätaussiedlern [19].

Spätaussiedler sind bei Zuzug nach Deutschland deutlich jünger, als jüdische Migranten. Das hat möglicherweise Auswirkungen auf statistische Erhebungen für Erkrankungen. In Abbildung 2 wird diese Situation im Vergleich zur deutschen Bevölkerung dargestellt [17][19].

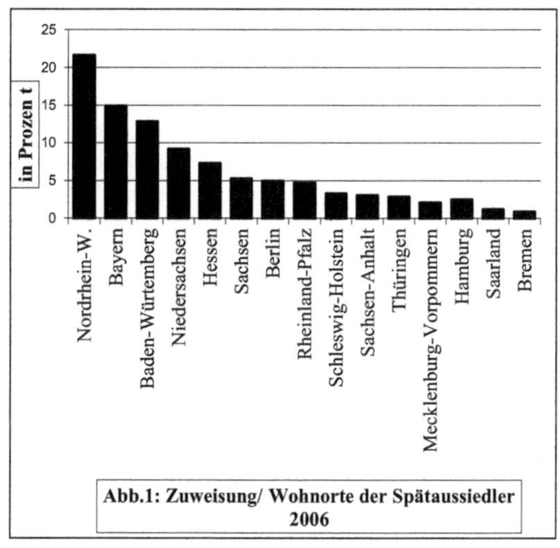


**Abb.1: Zuweisung/ Wohnorte der Spätaussiedler 2006**

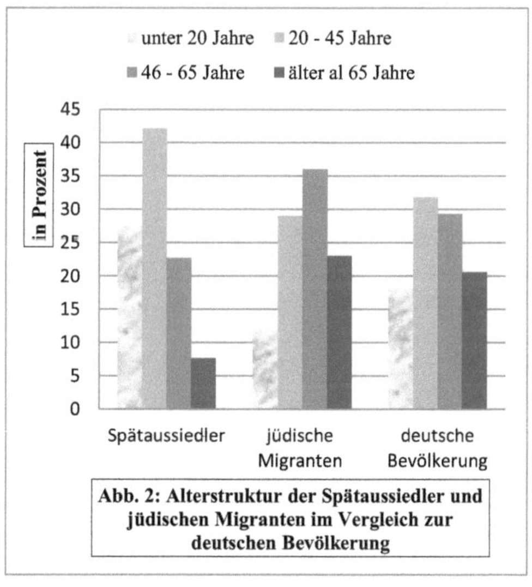


**Abb. 2: Alterstruktur der Spätaussiedler und jüdischen Migranten im Vergleich zur deutschen Bevölkerung**

## 2.2 Kulturelle Identitäten

*Aussiedler/ Spätaussiedler/ Russlanddeutsche (Transliteration von Российские немцы)*
„Spätaussiedler sind deutsche Volkszugehörige aus den Nachfolgestaaten der ehemaligen Sowjetunion …, die im Wege eines speziellen Aufnahmeverfahrens ihren Aufenthalt in Deutschland begründet haben." [20].
*Jüdische Zuwanderer*
Die Aufnahme jüdischer Zuwanderer erfolgte zunächst ohne zahlen- oder zeitmäßige Limitierung auf Grundlage des sogenannten Kontingentflüchtlingsgesetzes[1]. Ziel war die Revitalisierung der jüdischen Gemeinden in Deutschland. Seit 2005 müssen jüdische Zuwanderer auf Grundlage des Aufenthaltsgesetzes ihre Einreise beantragen. Es muss der Nachweis der eigenen Zugehörigkeit zur jüdischen Nationalität und einer geplanten Aufnahme in einer jüdischen Gemeinde in Deutschland erbracht werden [21].

*Familienangehörige der Spätaussiedler und jüdischen Migranten*
Die größte Gruppe der russischsprachigen Migranten sind Familienangehörige von Spätaussiedlern und jüdischen Zuwanderern. Sie kommen überwiegend aus der Russischen Föderation, der Ukraine, Kirgistan und Kasachstan [17] und gehörten dort den entsprechenden Nationalitäten an.

## 2.3 Gesundheit/ Erkrankung an Diabetes mellitus

Der Gesundheitszustand der Zuwanderer wird bei Einreise nach Deutschland nicht erfasst. Tselmin et al. beschreiben in einem sehr kleinen Review eine Diabetes – Prävalenz jüdischer Migranten von 6,2% versus 5,1% der deutschen Population in der untersuchten Stichprobe [22].
Dass diese Erkenntnisse nicht nur auf Deutschland beschränkt zu sehen sind, beweisen Daten

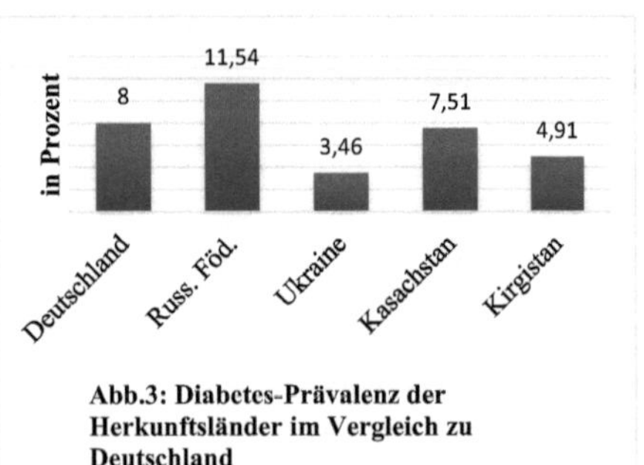


Abb.3: Diabetes-Prävalenz der Herkunftsländer im Vergleich zu Deutschland

---

[1] „…,dass die Einreise von Juden aus der Sowjetunion - ohne zahlenmäßige und zeitliche Begrenzung, aber entsprechend der Aufnahmekapazitäten der einzelnen Länder – aufgrund von Einzelfallentscheidungen in entsprechender (analoger) Anwendung des Kontingentflüchtlingsgesetzes in Deutschland ermöglicht werde."[63]

aus den USA und Israel. Hosler et al. berichten von einer Diabetes-Prävalenz bei russischsprechenden Migranten von 16,9% ab einem Alter von 40 Jahren im Staat New York [23].

Die vergleichsweise niedrige Prävalenz des Diabetes bei Spätaussiedlern (2,5%) im genannten Review von Tselmin wird von den Autoren mit dem niedrigeren Alter bei der Einreise nach Deutschland als auch mit vermuteten schlechteren Versorgungsbedingungen im Herkunftsland diskutiert. Während jüdische Zuwanderer am ehesten eine urbane Wohngegend im Herkunftsland berichten, kommen Spätaussiedler zumeist aus ländlichen Gegenden, die aus medizinischer Sicht unterversorgt sind. Eine nicht-diagnostizierte Erkrankung an Diabetes mellitus wäre möglich [22].

Die Prävalenz des Diabetes mellitus in den hauptsächlichen Herkunftsländern im Vergleich zu Deutschland wird in Abbildung 3 dargestellt [24].

## 2.4 Behandlung des Diabetes mellitus

Diabetes mellitus ist eine heterogene  Stoffwechselerkrankung mit unterschiedlicher Ätiologie. Gemeinsame Symptomatik ist eine chronische Hyperglykämie [25].

In der Bundesrepublik Deutschland sind Regularien therapeutischer Möglichkeiten bei Diabetes mellitus relativ klar in den Disease-Management-Programmen (DMP) geregelt. Sie können sich in der föderalen Struktur in Details unterscheiden. Allen DMP's / Diabetes mellitus immanent ist die Schulung und Beratung nach akkrediticrcn Schulungsprogrammen. Die Beratungsprogramme wurden mit deutschen, von Diabetes mellitus betroffenen Menschen evaluiert und stehen Migranten in der deutschen Version gleichermaßen zur Verfügung. Für russische Migranten sind ausschließlich von Firmen oder engagierten Therapeuten erstellte Schulungsmaterialien erhältlich. Sie sind eine Hilfe in der inhaltlichen Gestaltung von Beratung. Keine Unterstützung erhält man in der psychologischen und pädagogisch-didaktischen Gestaltung der Beratungen. Aus dieser Unkenntnis entwickelte sich die Fragestellung:

**Welche  subjektiven Krankheitstheorien und persönlichen Ressourcen in der Behandlung bezüglich Diabetes mellitus berichten russischsprachige Migranten und Spätaussiedler aus der ehemaligen Sowjetunion? Welche Empfehlungen für die Beratung bei Diabetes mellitus ergibt sich daraus?**

# 3. Methodisches Vorgehen

In diesem Abschnitt wird die methodische Herangehensweise an die Fragestellung beschrieben. Im Mittelpunkt steht die Suchstrategie. Die Erklärung der zentralen Begriffe der Arbeit und die Bewertungskriterien der gefundenen Daten werden begründet. In verschiedenen Flow-Diagrammen werden die Strategien der Recherche und die Ergebnisse grafisch dargestellt.

## 3.1. Erklärung der zentralen Begriffe der Arbeit

*jüdisch und russischsprachige Migranten, Spätaussiedler*
Russische sprachige Migranten kommen überwiegend als Angehörige deutscher Spätaussiedlern oder jüdischer Zuwanderer aus den Nachfolgestaaten der ehemaligen Sowjetunion nach Deutschland [26][27][28]. Einbezogen in diese Analyse werden ebenso jüdische Migranten aus dem Gebiet der ehemaligen Sowjetunion, da sie nach Kessler die im Herkunftsland die am meisten assimiliert Nationalität waren [28] und sich selbst in der eigenen Untersuchung als Russen, Ukrainer oder Sowjetmenschen bezeichnet haben [12]. Spätaussiedler als auch ihre Familienangehörige müssen bei Genehmigung der Einreise definierte Sprachkenntnisse nachweisen können. [29]. Der trotzdem sehr reduzierte deutsche Wortschatz versetzt die betroffenen Menschen jedoch aus der Erfahrung heraus nicht in die Lage, komplexe medizinische Vorgänge verbal zu verstehen oder zu interagieren.

*Subjektive Krankheitstheorien*
Vorstellungen von Krankheit und Gesundheit haben seit Hippokrates unterschiedliche Denkprozesse durchlaufen. Die Dichotomie von *„Krankheit"* versus *„Gesundheit"* schloss das Eine vom Anderen ab. Gerade bei chronischen Erkrankungen und deren Bewältigungsstrategien versagt jedoch dieses Modell. Phänomenologische Modelle betrachten eine Erkrankung aus unterschiedlichen Blickwinkeln und beziehen ausdrücklich die Sichtweise des betroffenen Menschen mit ein [30].

*Selbstmanagement*
Nach Kleinman (2010) besteht Selbstmanagement immer in der Bemühung
einer Person, „das eigene Verhalten zielgerichtet auszurichten"[2] [31]. Auf
die Diagnose von Diabetes mellitus bezogen bedeutet das, eigenen Kompe-
tenzen zur Bewältigung der chronischen Erkrankung zu entwickeln und zu
benutzen.

*Ressourcen*
Diabetes mellitus ist eine chronische Erkrankung, die lebenslange Bewältigungsstrategien in diversen Situationen benötigt. Es stellt sich die Frage nach
vorhandenen Ressourcen, die Unterstützung bieten könnten.

*Qualitative Forschung*
Dieser Forschungsansatz beschreibt systematisch subjektive Phänomene
[32]. Er ist immer induktiv (vom Fall, über das Resultat, zur Regel) und Hy-
pothesen generierend. Qualitative Forschung will die Bedeutung und Zusammenhänge von sozialen Interaktionen erklären [33].

## 3.2 Suchstrategien/ Suchbegriffe

In folgenden Datenbanken wurde nach relevanter Literatur gesucht: Pubmed,
Cochrane, Medpilot, DIMDI, GESIS, Scopus, Scirus, Cinhal, Google
Scholar.
Nachstehende Stichworte wurden verwendet und jeweils verknüpft mit AND
oder OR: Diabetes mellitus, jüdische Migranten, russische Migranten, Spätaussiedler, Vorstellungen von Krankheit oder Gesundheit, subjektives
Krankheitserleben, Selbstmanagement, Ressourcen, Beratung – diabetes
mellitus, Jewish migrants, Russian, Russian migrants, late resettler, late re-
patriate, origin Germans, ethnic Germans, Germans from Russian heritage,
former soviet union, health belief, health behaviour, subjective health expe-
rience, attitudes, perception, self-management, resources, education, coun-
selling, coping.

*Daten zu russischsprachige und jüdische Migranten*
Da in Vorbereitung auf die Masterdissertation bereits schon einmal relevante
Literatur bei jüdischen und russischen Migranten aus der ehemaligen Sow-
jetunion zum gleichen Thema exploriert wurde, konnte der Zeitraum der
Veröffentlichung auf Studien und Artikel nach 2009 reduziert werden. Für

---

[2] Übersetzung: S.Simolka

jüdische Zuwanderer konnten *drei Studien* und für russischsprachige Migranten *fünf Studien* in diese Untersuchung eingeschlossen werden.

*Daten zu Spätaussiedlern*

Die Suche nach relevanter Literatur bei Spätaussiedlern gestaltete sich deutlich komplizierter. Da zunächst unter den genannten Verknüpfungen keine Hinweise gefunden wurden, entschloss ich mich, die Fragestellung als auch das Zeitfenster zu öffnen. Bezüglich Diabetes mellitus bei dieser genannten Gruppe wurden *vier epidemiologische Studien* gefunden. Sie sollen zu einer Beschreibung der Relevanz dieses Themas dienen. Erste Hinweise der grundsätzlichen Fragestellung des subjektiven Krankheitserlebens, der persönlichen Ressourcen für die Krankheitsbewältigung und möglicher Empfehlungen für die Beratung bei Spätaussiedlern konnte in *vier Studien und Artikeln* generiert werden, die jedoch nicht das Problem des Diabetes mellitus aufgreifen.

Die erfolgte Stichwortsuche ist in den Abbildungen 4 - 7/ Flow Diagramme (Seite 20ff.) dargestellt.

## 3.3 Kriterien für die Bewertung der Literatur

Qualitative Studien, wie sie die oben genannte Fragestellung erwarten, können nicht mit den Kennzeichen quantitativer Forschung beurteilt werden. Nach Steinke ist eine Standardisierbarkeit nur stark eingeschränkt möglich. Sie benennt folgende verallgemeinerte Gütekriterien qualitativer Forschung: die Gegenstandsangemessenheit durch die Indikation zum Forschungsprozess, die intersubjektive Nachvollziehbarkeit und Überprüfbarkeit der Daten, die empirische Verankerung (die Theoriebildung ist in den Daten begründet) und die benannten Limitationen.

Die Grenzen des Geltungsbereiches und die Übertragbarkeit für die gefundenen Ergebnisse werden damit ermessen. Als ein weiterer Aspekt wird die reflektierte Subjektivität und auf diese Weise die Rolle des Forschers im und zum Feld genannt. [34].

Die qualitativen Studien werden mit Hilfe des Bewertungsbogens von Behrens und Langer beurteilt [35]. Die Güte der epidemiologischen und Fall-Kontroll-Studien wird mit Hilfe des STROBE-Statements (The Strengthening the Reporting of Observational Studies in Epidemiology) bewertet [36]. Zwar ist das STROBE-Statement als eine Hilfe zum Verfassen von Studienberichten gedacht. Es kann jedoch auch als Bewertungsinstrument eingesetzt werden. Additiv wird der Impact Faktor der Veröffentlichungsorte als Bewertungsinstrument zum Maß der Sichtbarkeit der Fachzeitschriften im wissenschaftlichen Raum benannt.

Um eine subjektive Verzerrung der Ergebnisse  zu vermeiden, erfolgt die tabellarische Bewertung im Anhang in der Reihenfolge des Jahres der Veröffentlichung.

## Abb. 4: Flow Diagramm/ jüdische Migranten
(genannte Stichwort wurden mit „AND" verknüpft)

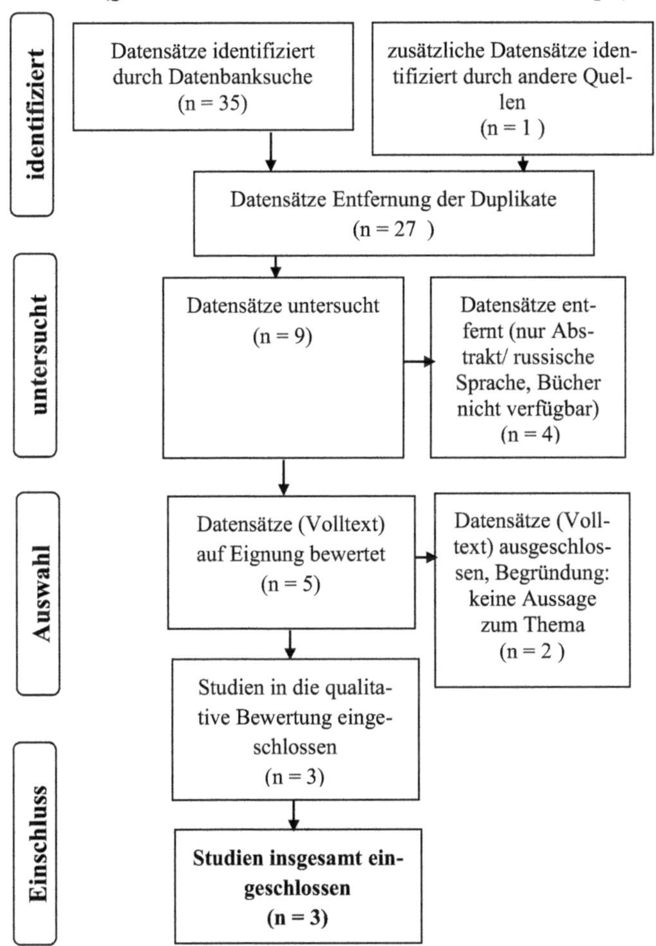

## Abb. 5: Flow Diagramm/ russischsprachige Migranten
(genannte Stichwort wurden mit „AND" verknüpft)

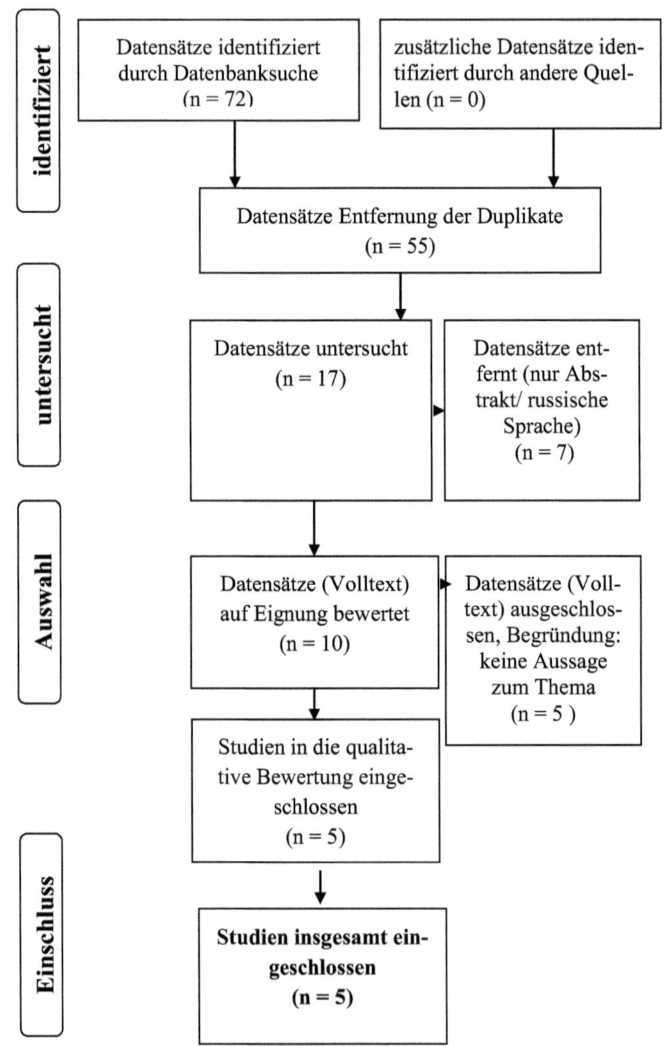

## Abb. 6: Flow Diagramm/ Spätaussiedler/ Diabetes mellitus
(genannte Stichwort wurden mit „AND" verknüpft)

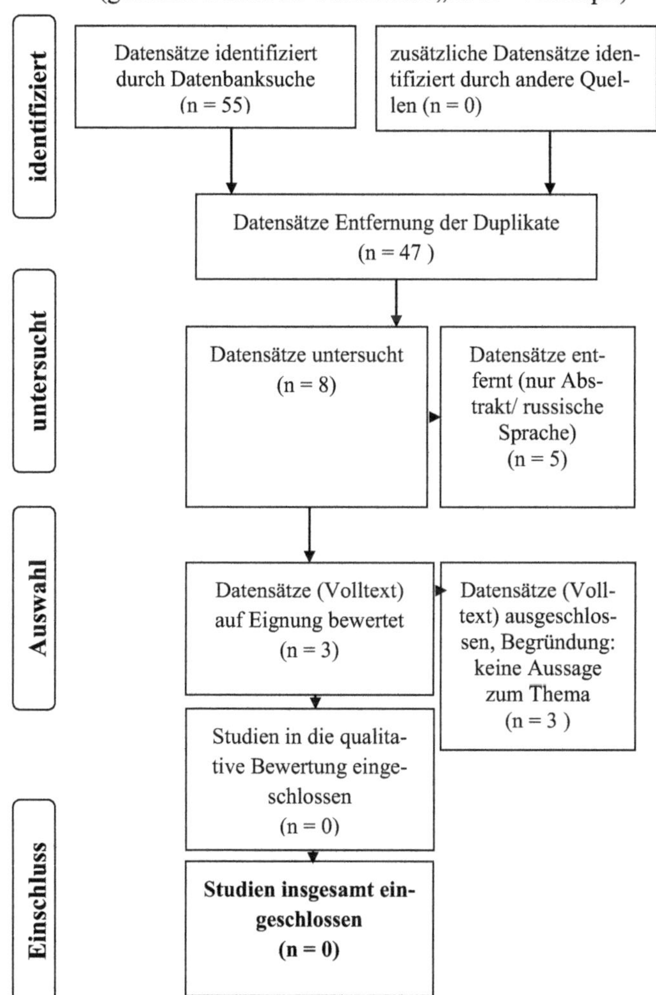

## Abb. 7: Flow Diagramm/ Spätaussiedler/ ohne Diabetes mellitus

(genannte Stichwort wurden mit „OR" verknüpft)

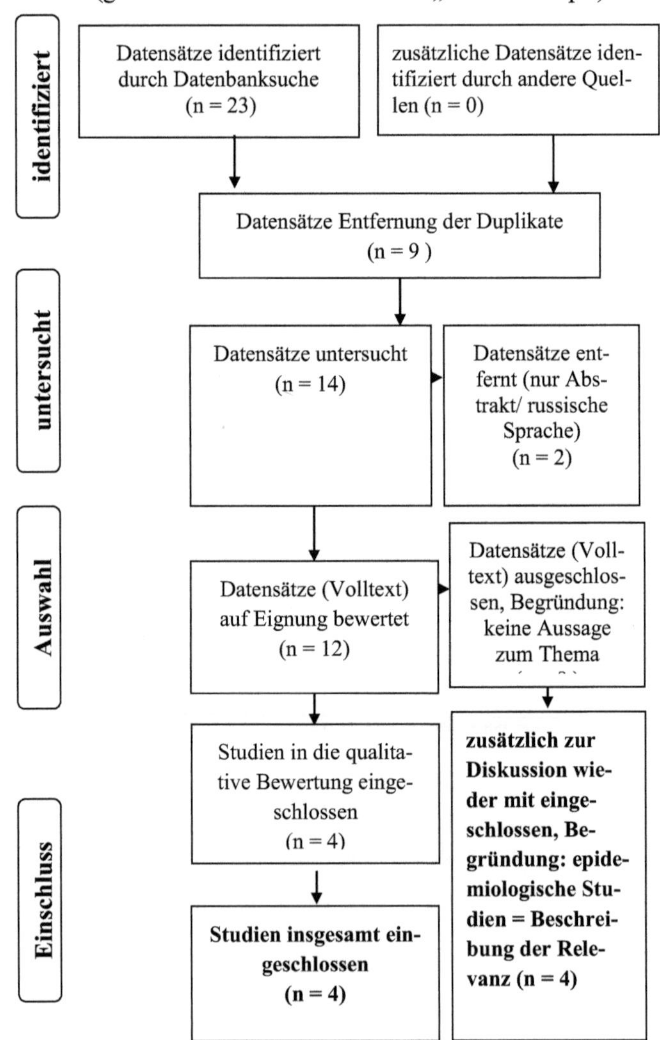

# 4. Ergebnisse

In diesem Abschnitt werden die Ergebnisse der Analyse vorgestellt und die Qualität der Untersuchungen bewertet. Sie werden nach der Fragestellung und der unterschiedlichen Migrantengruppe geordnet.

## 4.1 Subjektive Krankheitstheorien

A. Franke beschreibt die Kulturgebundenheit der Beurteilung, ob ein Phänomen als Krankheit bewertet wird oder eben nicht ([37], S. 20/21). Das Erleben einer Krankheit und die Annahmen über ihre Ursachen, die Erwartungen an eine Behandlung und die zeitliche Dimensionen des Verlaufes werden somit durch erlernte gesellschaftliche Konventionen bestimmt ([37], S. 217). Die Kontrollüberzeugung spielt eine große Rolle in der Adhärenz und der Kooperation der betroffenen Menschen bezüglich der angedachten Therapien. Menschen mit einer internalisierten Überzeugung erwarten ein Ereignisse eher als Folge des eigenen Verhaltens, während bei einer Externalisierung das Ergebnis der eigenen Kontrolle entzogen ist [38].

*Jüdische Migranten*
In meiner eigenen Untersuchung [12] war die Zuschreibung der Ursachen der Erkrankung an Diabetes mellitus überwiegend externalisiert. Als Auslöser wurde der Stress der Arbeits- oder Familiensituation, die Strahlenbelastung durch den Reaktor-Unfall von Tschernobyl, andere weitere Erkrankungen und der im Herkunftsland empfundene Antisemitismus angesehen. Diabetes mellitus erhielt gegenüber den oben genannten Belastungen eine nachrangige Bewertung und war dem eigenen Einfluss entzogen: *„Es war keine Tragödie, aber es war unangenehm." (Interview 4 Absatz 21)* [12]. Die Umstände des Lebens waren für die Menschen einfach schlimmer.

*Russischsprachige Migranten*
Externalisierte und damit nicht beeinflussbare Attributionen der Ursachen chronischer Erkrankungen bei älteren russischsprachigen Migranten berichten van Son und Gillef in ihrer Untersuchung [13]. Mit Hilfe teilnehmender Beobachtungen, Beschreibungen der von den Migrant benutzten Produkte (Zeitungen, Bücher, Schulungsmaterial, Lebensmittel) und semi-strukturierter Interviews versuchten die Untersucher drei Fragen zu beantworten: Wie erleben und managen russischsprachigen Migranten chronische Erkrankungszustände? Wie bedingt der bisherige Lebensverlauf Gesundheitsansichten – und verhalten? Welche Barrieren beeinflussen das Management

chronischer Erkrankungen bei slawischen Migranten? Kennzeichnend für die russischsprachigen Teilnehmer dieser Studie war ihr niedriger Schulbildungsstand. Auf Grund ihrer Zugehörigkeit zu einer christlichen Gemeinde wurde ihnen in der ehemaligen Sowjetunion eine höhere Bildung verwehrt. Ihre Kenntnisse über physiologische Funktionsweise des Körpers und möglichen Therapien hatten sie von ihren Eltern und Großeltern übernommen. Die Zuschreibungen der Ursachen chronischer Erkrankungen wurden externalisiert. Sie benannten das fortgeschrittene Alter und das vorherige schwere Leben, in dem sie auch extremen Wettersituationen ausgesetzt waren. Präferiert wurden die Homöopathie und Kräuter als natürliche und von Gott gegebene Therapeutika.

Keinen Einfluss zu haben, benannten auch die Probanden in der Studie von Purath et al. Gott habe die Lebensspanne vorgesehen. Man selbst könne daran nichts ändern: *"…that everything is in God's hands, no matter how hard I would exercise, I cannot add years to my life."* ([9], S.3).

*Spätaussiedler*
In einer Fall-Kontroll-Studie vergleicht Kirkcaldy et al. die generelle und die krankheitsbezogene Kontrollüberzeugung bei gesunden Spätaussiedlern, nativen Deutschen und Russen [4]. Da diese Untersuchung im Ursprung auf die Fragestellung eines Myokard-Infarktes oder eines Karzinoms fokussiert, wird in Bezug meiner eigenen Fragestellung nur die generelle Krankheitsüberzeugung ausgewertet. Im Gegensatz zur vorangestellten Hypothese hatten Spätaussiedler eine höhere internalisierten Kontrollüberzeugung. Sie waren stärker familienorientiert als in Deutschland geborene Menschen. Trotzdem beschrieben Spätaussiedler eher fatalistische oder schicksalhafte Vorstellungen. Im Vergleich mit der russischen Population (keine Migranten) vertrauten Spätaussiedler eher einer hilfreichen Unterstützung durch andere Menschen. Allerdings war diese Aussage geschlechts- und bildungsabhängig. Menschen mit einer niedrigeren Schulbildung profitierten eher von einer Hilfestellung der sozialen Netzwerke, während sich bei Menschen mit einer höheren Bildung kein Effekt zeigte. Frauen in beiden Gruppen (Spätaussiedler und Russen) akzentuierten, wie wichtig ihnen eine Unterstützung aus dem Kreis der sozialen Beziehungen ist. Sie gaben dem eigenen Verhalten einen hohen Stellenwert. Im Vergleich dazu betonten russische Männer eher den großen Einfluss der behandelnden Ärzte. Diese Aussage traf auf die männlichen Spätaussiedler nicht zu.

Es zeigte sich eine Veränderung der Kontrollüberzeugung nach einem Ablauf von 18 Monaten. Spätaussiedler berichteten dann einen geringeren Einfluss der inneren Aspekte und der Bestärkung durch anderen Menschen auf ihre Gesundheit. Sie glaubten weniger an eine Beeinflussung ihrer Gesundheit durch Schicksal, als vorher [4].

In den subjektiven Krankheitskonzepten beschrieben Spätaussiedler externale Ursachen: Vererbung, umweltbedingte Ursachen, Unachtsamkeit anderer Personen. In den Überzeugung der eigenen Kontrollierbarkeit ihrer Erkrankung erschienen diese Menschen jedoch auf eine internale Basis zurück zu greifen. Die Verantwortung für die Therapie blieb bei der eigenen Person. Man „organisierte" sich gleichwohl die Behandlung über die gewohnten Stationen. Da den Ärzten in Deutschland misstraut wurde, hielt man oft Kontakt zu den Therapeuten der alten Heimat und hatte zum Teil vorbereitend auch Medikament von dort mitgebracht. Es wurde unterschieden in „schwere Erkrankungen", bei denen man ärztliche Hilfe in Anspruch nahm, und den „leichten Fällen", die mit oft von der Mutter übernommenen laienmedizinischem Wissen selbst therapiert wurden [2]

## 4.2 Persönliche Ressourcen

Die Bewältigung einer Erkrankung benötigt nach Antonvsky´s Modell der Salutogenese protektive Widerstandressourcen. Durch einen konstruktiven Umgang mit Stressoren oder deren Vermeidung können Coping-Strategien entwickelt werden [37].

*Jüdische Migranten*
Aronson beschreibt in ihrem Artikel die Vorstellungen von gesundem Essen bei jüdischen Migranten und Spätaussiedlern aus der ehemaligen Sowjetunion. Sie widerspricht der Verallgemeinerung eines s.g. „Homo Sovieticus"[3] mit insbesondere auf die Gesundheit bezogener Passivität. Nach der Auswertung ihrer Interviews mit Zuwanderern aus den Nachfolgestaaten der Sowjetunion unterscheidet sie Vorstellungen von gesunder Ernährung und der daraus folgenden Adaptation eher nach dem sozio-ökonomischen Status, der Sicht darauf und dem Herkunftsort der Menschen.
Jüdische Migranten kommen eher aus einer urbanen Gegend und besitzen meist eine höhere Ausbildung. Vor ihre Ausreise waren sie oftmals in höheren Positionen beschäftigt. Sie bezeichnen in den Interviews mit Aronson die Lebensweise ihrer Mitmenschen in der alten Heimat als unkultiviert (*„nicht*

---

[3]Nach Aronson beschreibt Cockerham den durch das totalitäre System der Sowjetunion kreierten „Homo Sovieticus". Kennzeichen dieses Menschentyps seien ein negativer Lebensstil mit Alkoholismus, exzessiven Nikotinkonsum, fehlender Inanspruchnahme des Gesundheitssystems und einem gesundheitsgefährdeten Verhalten. [6]. (zusammenfassende Übersetzung: S.Simolka)

*clever genug, dass richtige Essen auszuwählen...* " S. 59[4]), was sie mit einer ungesunden Lebensweise gleichsetzten. Ganz bewusst wollten sie sich davon distanzieren. Die Kenntnisse der Alternativmedizin wurden schon im Herkunftsland eingesetzt: Bücher über alternative Heilung oder gesundes Essen waren schwer zu kaufen, aber „ *... the intelligentsia[5] had their ways* " (S. 63).

Der persönliche Umgang mit der Erkrankung an Diabetes mellitus ist ein wichtiger Bestandteil neben der medikamentösen Therapie. Ben-Arye et al. untersuchten die Zusammenhänge zwischen Religiosität und der Verwendung einer Alternativmedizin u.a. bei Diabetes mellitus. Mit Hilfe von Fragebögen fanden sie Assoziationen zwischen der Religiosität, einer höherer Schulbildung, einem Alter von über 60 Jahren und der Anwendung von Komplementär- und Alternativmedizin bei Juden in Nord-Israel. Bei den ebenfalls befragten Menschen arabischer Herkunft konnten diese Zusammenhänge nicht gesehen werden [7]. Allerdings hatte diese Studie extrem viele Limitationen, so dass diese Aussagen sehr zu hinterfragen sind.

Selbst aktiv zu werden und eine optimistische Grundhaltung, war für einige der Gesprächspartner in meiner eigenen Untersuchung eine guten Möglichkeit der Krankheitsbewältigung [12].

Die Rolle der Familie wurde kontrovers diskutiert. Einige Interviewteilnehmer berichteten eine sehr aktive Mitarbeiter aller Familienmitglieder:

*„Ohne Familie, das ist unmöglich, aber es steht da für andere Diagnose auch." (Interview 1, Absatz 86).*

Es deuteten sich jedoch auch Konflikte in der veränderten Familienbeziehung an [12].

*Russischsprachige Migranten*

Veränderungen in Zusammensetzung und Menge der konsumierten Lebensmittel als Reaktion auf die Erkrankung an Diabetes mellitus berichten als „slawische Immigranten" (Herkunftsländer: Ukraine, Russland, Kasachstan) bezeichnete Frauen in einer Studie von Shultz et al. [5]. Eine kontrollierte Ernährung mit weniger Fett und Zucker, mehr Obst und Gemüse als im Herkunftsland üblich, wurde berichtet. Gesund zu sein, sich gesund zu fühlen und Energie zu besitzen, nannten diese Frauen als Motivation zum Einhalten einer Diabetes-Kost. „Gesundheit" wurde durch die Teilnehmer der Studie

---

[4] Übersetzung: S.Simolka
[5] russ. „интеллигенция": kulturelle, politische oder soziale Elite

als „die Abwesenheit von Krankheit" und „Fehlen von Schmerzen" definiert. Die Übertragbarkeit der Ergebnisse ist auf Grund von Limitationen nicht gegeben. Zum einen fanden die Interviews im Anschluss an eine strukturierte Diabetes-Beratung statt. Möglich wären also sozial erwünschte Antworten, um den Wissensstand zu demonstrieren. Auch konnten nur Frauen befragt werden, deren Alter zumal in dieser Analyse nicht dokumentiert wurde.

Passive Vorstellungen bezüglich eines Selbstmanagements berichteten die Teilnehmer in einer Subanalyse der vorgenannten Studie [8]. Als Ursache wurde das paternalistische Gesundheitssystem des Herkunftslandes durch die Autoren diskutiert. Das System offerierte keinerlei Beratungsangebote in Bezug auf ein persönliches Engagement, Veränderungen des Lebensstils oder Gesundheitspraktiken. Obwohl die Teilnehmer der Studie Symptome einer ungenügenden Diabetes-Einstellung benannten, forschten diese Menschen nicht nach deren Ursachen. Die Untersucher nannten die kulturelle Herkunft, Wissensdefizite bezüglich Diabetes mellitus und fehlende Ressourcen (beispielweise eine durch niedriges Einkommen fehlende Möglichkeiten der Selbstkontrolle) als Ursachen für das mangelnde persönliche Engagement. Die meisten Teilnehmer versuchten, die empfohlene Diabetes-Kost einzuhalten. Die schon oben genannten Limitationen sind auch in dieser Bewertung zu bedenken.

Brua und Johnson berichten in ihrer Arbeit von der Selbst-Therapie russisch-sprachiger Migranten. Die Ärzte nahmen an, dass sie das so in der alten Heimat gewohnt waren und es dann im Einreiseland fortsetzen. Ein Grund könnte jedoch auch die Unterversorgung durch die Krankenversicherungen sein, die diesen Menschen in den USA oftmals eine Aufnahme verweigern [10]. Aus der Sicht der Therapeuten gab es eine geringe Medikamenten-Compliance: die Migranten nahmen die Medikamente, bis die Symptomatik verschwunden war. Dann setzten sie die als „chemisch" und damit „schädlich" empfunden Arzneimittel wieder ab. Sie veränderten die Dosierung, hoben nicht eingenommene Medizin auf, nahmen sie später wieder oder reichten sie an Andere weiter.

Aus Sicht der betroffenen Menschen besaßen die Ärzte eine hohe fachliche Qualifizierung. Allerdings wurden die Therapeuten als „gefühllos" beschrieben. Patienten fühlten sich unverstanden und benutzten die notwendigen Dolmetscher recht oft als „Anwälte" für sich selbst [10].


*Russlanddeutsche/ Spätaussiedler*
Ganz anderes verhielten sich nach Aronson die Familien der Spätaussiedler. Sie kamen überwiegend aus ländlichen Gegenden. In der Sowjetzeit hatten

sie extreme sozio-ökonomische Limitierungen und ethnische Diskriminierung erfahren. Der Ausbildungs- und Beschäftigungsstand war deutlich geringer als bei jüdische Migranten. Gesunde Ernährung wurde da oftmals mit dem selbst Anbauen, Ernten und Kochen gleich gesetzt. Es wurden die Familienrezepte und – gewürze eingesetzt. Es war das Konzept des „alles selbst Machens":

*"The sausage in the shop, who knows what they put in there. We do not buy it. To make a good, healthy sausage, I buy a good piece of meat and make the mince myself."* ([6]S. 60).

Die Vorstellung von "Überleben" wurden konzeptualisiert: gemeinsames Herstellen, die Verteilung und Konsumtion der Nahrung waren eine integraler Teil des Lebens an sich. Harte Arbeit und der Familienzusammenhalt ergaben Konzepte, die das Überleben sicherten und die mit einer gesunden Ernährung zusammenhingen [6].
In der Studie von Kirkcaldy et al. nahmen die deutsche Spätaussiedler das deutsche Gesundheitssystem als eine große Chance zur Wiederherstellung des eigenen Wohlbefindens wahr [4].

*Soziales Umfeld*
Wichtig bei den Veränderungen war die soziale Unterstützung durch die Familie und die Religiosität [5] [9]. Für Kinder und vor allem Enkelkinder aktiv zu werden, nannten russischsprachige Menschen als wichtige Motivation, um aktiv zu werden: „ *...I want to walk because of them."* [9].
Die Kommune, christliche Gemeinden, ihren Mitgliedern und wiederum die Familie konnten van Son und Gillef als enorm wichtige Ressource in ihrer Untersuchung finden [13]. Diesen Menschen wurde mehr vertraut, als den im Gesundheitssystem tätigen professionellen Mitarbeitern.
In der Untersuchung von Wittig et al. lebten zu Beginn der Übersiedlung der größte Teil der Spätaussiedler in Mehrpersonen-Haushalten, deren Haushaltsgröße deutlich höher war, als bei der deutschen Bevölkerung. Das näherte sich jedoch über den Zeitraum der Befragungen an die in Deutschland übliche Haushaltsstruktur an. Immer aber lebten Verwandte am jetzigen Wohnort [2].

## 4.3 Empfehlung für die Beratung bezüglich Diabetes mellitus

Beratung ist ein integraler Bestandteil der Therapie. Die Formen und die di-
daktischen Möglichkeiten sind variabel und sollten sich an den Notwendig-
keiten des zu beratenden Menschen orientieren.

*Jüdische Migranten*
Gespräche und Beratungen sollten grundsätzlich in russischer Sprache ge-
führt werden:

> *„Es ist sehr wichtig, alles auf Russisch. Weil wir sind schon nicht so ...
> Kinderalter her gekommen." ([12],Interview 4, Absatz 61) „Weil die
> Leute, besonders ältere Leute wenn die lernen Deutsch, aber wenn die
> zu Ärzte gehen, dann vergessen die alles." ([12],Interview 5, Absatz 97).*

Das war die Empfehlung der Probanden in meiner eigenen Studie [12]. Vertrauen zu den behandelnden Ärzten wurde als eine Ressource in der Beratung
genannt. Ein guter Arzt zeichnete sich nach Aussage der Probanden durch
eine hohe fachliche Kompetenz und der Wahrnehmung des Patienten in seiner Vielfältigkeit aus [12].
Neben den  in Deutschland üblichen Inhalten der zertifizierten Schulungs-
programme wurden Informationen über das den jüdischen Zuwanderern unbekannte Sozial- und Gesundheitssystem gewünscht. Didaktisch sollte eine
Beratung viele praktische Anteile haben und in Gesprächsform stattfinden
[12].

*Russischsprachige Migranten*
Slawische Migranten würden den Therapeuten nur mit Vorbehalten gegenüber treten. So beschrieben professionelle Familienpfleger die russischsprachigen Zuwanderer in der Studie von van Son und Gileff. Sie vertrauten
lieber sich selbst und ihrer Familie:

> *"They tend to rely on what they know, and what they know is what their
> parents and grandparents shared with them." ([13], S.6),*

so die Aussage eines der Informanten.
Die Migranten erlebten das US-amerikanische Gesundheitssystem als ver-
wirrend und konfus. Sie vertrauten eher Gott und einer Natur-Medizin, weil
die verordnete Medizin „zu stark" und „zu chemisch" sei. Eine ältere Frau
erklärte: *"I'm so thankful to God that he gave such power to plants. I cannot*

*even imagine what would happen without them."* ([13], S. 6). Die meiste Zeit der Behandlung benötige sie, berichtete eine Ärztin, um diesen Menschen medizinische Zusammenhänge zu erklären.

Als Barrieren zum Beibehalten der Kostveränderung wurden in der Studie von Shultz et al. die finanziellen Kosten der empfohlenen Diät, Zeitlimitierungen und die Strapazen der Selbstkontrolle genannt. Die Diabetes-Schulung wurde als sehr wichtig und nützlich beschrieben. Diese wurde von russisch-stämmigen Beratern durchgeführt. Das war ein Schlüsselelement beim Überwinden von kulturellen Differenzen. [5] .

Als wenig zielführend beschreiben Barko et al. eine „übliche" [6] Diabetes-Schulung bei russischsprachigen Migranten [8]. Sie empfehlen den Therapeuten, den von den Migranten genutzten alternativen Therapiemethoden (beispielweise Kräutern) unvoreingenommen gegenüber zustehen. Als Konsequenz waren dann die betroffenen Menschen eher zu Diskussionen über weitere Therapien bereit.

Sie fanden enorm viele Wissensdefizite trotz der vorherigen strukturierten Beratung. Allerdings hatten die Probanden dieser Untersuchung eine niedrige Schulbildung, ein niedriges Einkommen und ebenso sehr geringe Selbstmanagement-Kompetenzen. Zwischen der von den Menschen erwarteten und der dann tatsächlich erhaltenen Therapie gab es Differenzen:

*"I want to know about herbs because my doctor gives me pills, but they are all chemical based. They cause me to either sleep too much, or not enough. My stomach and liver started to hurt."* ([8], S.278).

Unregelmäßige Medikamenten-Einnahme auf Grund einer Unter- oder Nicht-Versicherung wurde berichtet:

*"I drink some of my husband's pills, but not regularly. I think that is why my blood sugar is so high now, because I do not drink the medication regularly."* ([8], S. 278).

Möglichkeiten körperlicher Aktivitäten eruierten Purath et al. in ihrer Untersuchung [9]. Von den Teilnehmern der Fokusgruppen-Interviews wurde ein eher ganzheitlicher Blick auf die Bewegungsmöglichkeiten als ein Teil des täglichen Lebens abgegeben:

---

[6] interpretiert als strukturierte Schulungen (S.Simolka)

*"Movement is life...as you are moving, you are living. If one stops moving, the life is over, [it] is our life and health, and that is why it is important."* [9].

Einen Benefit der körperlichen Aktivitäten erwarteten die befragten Menschen vor allem in einer Aufrechterhaltung der Gesundheit und körperlicher Unabhängigkeit. Unterstützend könnten Kommunen, kirchliche Einrichtungen aber auch beispielsweise Walking-Gruppen tätig werden. Natürlich sollte Schulungsmaterial in russischer Sprache vorhanden sein, jedoch sollte der Visualisierung und praktischen Durchführung als Freizeitaktivität großen Raum eingeräumt werden.

Ehrenamtlich Mitarbeiter als auch betroffenen russischsprachigen Patienten wünschten sich zweisprachige Therapeuten. Wo dies nicht vorhanden sei, sollten zu mindestens die Dolmetscher der Arztgespräche ein medizinisches Wissen besitzen [10]. Übersetzer wurden oft als „Anwälte für die Patienten" eingesetzt, die für den betroffenen Menschen diskutierten.

In ihrer Bachelor-Arbeit untersuchten Mayer und Becker die Pflegeberatung bei russischsprachigen Migranten aus der ehemaligen Sowjetunion und erarbeiteten Empfehlungen für die Beratung (in diesem Fall in Pflegestützpunkten) dieser Gruppe [11]. Als Hindernisse für das Annehmen professioneller Hilfe wurden Unkenntnisse über die Möglichkeiten, aber auch falsche Vorstellungen über deren Funktion genannt. Sorgen vor möglichen finanziellen Kosten, schlechte Kommunikationsmöglichkeiten, aber auch das „Sich-nicht-Trauen" zur Nachfrage stellten eine Blockade dar. Von außen kommende Hilfe benötige man nicht. Man würde alles innerhalb der Familie regeln. Als wichtige Attribute für eine gelingende Beratung wurden das Gefühl, dass man sich Zeit nimmt (Geduld), Offenheit und Verständnis, eine muttersprachliche Beratung und Hintergrundkenntnisse der Berater über die zielgruppenspezifische Kultur beschrieben.

Immer wieder wurde die Entwicklung von russischsprachigem Schulungsmaterial empfohlen [8], [9], [13], [39]. Die Menschen in den genannten Studien waren nicht in der Lage, eine neue Sprache im ausreichenden Maß zu erlernen, um dann auch von einer gemeinsamen Entscheidungsfindung partizipieren zu können.

*Spätaussiedler*
Offenheit für die kulturellen Unterschiede auf beiden Seiten (betroffene Menschen und Therapeuten) benennen Kirkcaldy et al. als eine wichtige Coping-Strategie. Dabei sollten die Spätaussiedler frühzeitig Kenntnisse über

das Sozialsystem in Deutschland erlangen. Sie benötigen dafür eine kompetente Betreuung, die wiederum offen ist für die physischen und psychologischen Konstruktionen der Spätaussiedler [3].

## 5. Diskussion

Die Ergebnisse werden unter Zuhilfenahme verschiedener Modelle der Gesundheits- und Krankheitstheorien und des Verhaltens diskutiert und in einen möglichen Zusammenhang gestellt. Empfehlungen für Beratungsansätze sollen generiert werden.
Die Vielfalt der Nationalitäten der Zuwanderer aus der ehemaligen Sowjetunion ist kaum zu beschreiben. Die Teilnehmer der Studien wurden subsumiert unter den Stichworten „Russen", „Slawen" oder bestenfalls noch „russischsprachig". Vereinzelt wurden die Herkunftsländer innerhalb der Sowjetunion genannt. Nur sehr selten stellten die Autoren den Bezug zum Lebensumfeld im Herkunftsland (Sozialisation, Ausbildung, provinzielles versus urbanes Wohnumfeld) und die Ursachen der Migration dar.

*Subjektive Krankheitstheorien*
Den wohl wichtigsten Hinweis bringt Polina Aronson. Mit ihrem Artikel verändert sie die Richtung der Denkweisen. Sie unterscheidet die unterschiedlichen Theorien und Handlungsweisen der Migranten aus der ehemaligen Sowjetunion nicht mehr nach den Nationalitäten der Menschen, sondern diskutiert die externen Lebensumstände, den sozio-ökonomischen Status und den Grad der Ausbildung als entscheidend für Einstellungen zur Gesundheit, zu Entscheidungen von Therapien und die Sichtweise auf Erkrankung [6].
Die jüdische Bevölkerung zeichnet sich durch einen hohen Urbanisierungsgrad aus. Sowohl in der Studie von Kessler als auch in der eigenen Untersuchung kamen über 80% der jüdischen Kontingentflüchtlinge aus Ballungsgebieten der ehemaligen Sowjetunion und hatten ein hohes Bildungsniveau [12], [28]. Russische Juden sind überwiegend im besten Sinn des Wortes Bildungsbürger *("conventional Jewish characteristic of a strong tendency towards high education"* (Schmelz 1983 in: [28]) Sie suchen nach Informationen, Bildung und vermitteln diese auch an ihre Kinder. In den Interviews von Aronson setzen die jüdischen Migranten ein unkultiviertes Leben mit einer ungesunden Lebensweise gleich. Gebildet sein bedeutet für sie auch, sich mit einem Wissen über Gesundheit und gesunder Ernährung auseinander zu setzen. In einem der Interviews mit Aronson unterstellt eine jüdische Migrantin den „reichen Deutschen", dass sie auf Grund ihres sozio-ökonomischen Standes eher auf sich selbst achtgeben. Gern würde auch sie diesen gesunden Lebensstil annehmen ([6], S. 68).
Jüdische Migranten übernehmen westliche Ernährungspraktiken als ein Teil von Bildung, als ein Statussymbol:

*„… binary opposition between the past and the present, whereby "socialist", "wild" habits are opposed to the healthy, "civilised" West."* ([6], S. 64).

Das alles hat keine bewusst religiösen Hintergründe. In meiner eigenen Studie hatten Probanden nur wenige innere Bindungen zum Judentum:

*„Was ist jüdische Leben wir haben hier in Deutschland kennen gelernt. Und deswegen gibt keine so besondere Mentalität …"* (Interview 6, Absatz 297) [12].

Diese Vorstellungen von Gesundheit und der Erhaltung derselben findet Aronson auch für jüngere und gut ausgebildete Spätaussiedler. Ältere Russlanddeutsche dagegen konzeptualisieren Gesundheit als „zur täglichen Arbeit fähig sein". Krankheitsursachen liegen außerhalb des eigenen Einflussbereiches. Deshalb sind eigene Bemühungen, Gesundheit zu erhalten unnötig und trivial. Das Leben ist zu nehmen, wie es kommt. Die lebenslangen und innerhalb der Generationen weiter erzählten Erfahrungen vom Überleben in extremen Situationen führen dazu, dass sie sich zunächst nur auf die gewohnten Stabilisatoren verlassen: auf sich selbst und das eigen, von den Vorfahren überkommenen Wissen. Der wichtigste Anker ist der familiäre Zusammenhalt. Nur unter den Bedingungen der gegenseiteigen Hilfestellung und des Zusammenhaltes war Überleben überhaupt möglich. Schnepp bezeichnet das als *„Wir-als-Familie-Identität"* ([40], S. 93).
Unter dieser Sichtweise wird die Stabilität der Gesundheits- und Krankheitstheorien erklärlich. „Gemeinsam" und „selbst herstellen" sind die kennzeichnenden Worte und erfolgreich eingesetzte Prinzipien: Selbst anbauen und ernten, kochen nach Familienrezepten mit familieneigenen Gewürzen und gemeinsame Mahlzeiten spielen eine bedeutende Rolle im Leben russlanddeutscher Familien – auch in Deutschland ([6], S. 61). Russlanddeutsche Familien entstammen überwiegend ländlichen Gegenden. Auf Grund der Stigmatisierung aber auch des provinziellen Lebensumfeldes wurde diesen Menschen der höhere Bildungsweg oftmals versagt. Laut Kessler arbeiteten deutsche Spätaussiedler häufig in Handwerks- oder Dienstleistungsberufen oder in der Forst- und Landwirtschaft [28]. Damit hatten und haben sie nicht nur einen niedrigeren Bildungs- sondern auch Einkommensstandard.
Als ein wichtiger Faktor im Laienkonzept von subjektiven Krankheitstheorien wird die Kontrollüberzeugung genannt. Es beschreibt das Vertrauen, dass das eigene Verhalten eine Therapie beeinflusst. Eine höher internale

allgemeine Kontrollüberzeugung  im Vergleich zu nativen Deutschen zeigten deutsche Spätaussiedler in der Studie von Kirkcaldy et al. [4]. Sie übernehmen Verantwortung für die eigene Gesundheit und glauben eher an den Einfluss persönlicher Faktoren (soziale Lerntheorien nach Rotter [38]). Die Unterstützung durch andere Menschen wird höher bewertet, als es native Deutsche oder Russen tun. Das entspricht den oben beschriebenen Familien-Konzepten. Allerdings wird dem Zufall auch eine erweiterte Funktion zugeschrieben ([4], S. 370). Diese Aussage ist wiederum bildungsabhängig: Menschen mit einer geringere Schulbildung tendierten eher zu einem Fatalismus-Modell, als Personen mit einer höheren Ausbildung. Je länger der Aufenthalt in Deutschland war, desto mehr glichen sich die Überzeugungen den Vorstellungen der nativen deutschen Studienpopulation an ([4], S. 372). Dem medizinischen System an sich wurde durch die Spätaussiedler eine höhere Rolle zugeschrieben, als es in Deutschland geborene Menschen taten.

Kontrovers werden *sozialepidemiologische Modelle* diskutiert [37],[41]. Abbildung 8 zeigt ein durch Richter und Hurrelmann modifizierten Modell der soziale Ungleichheit von Gesundheit (in: [41], S. 8). Es werde sowohl Bildung/ Beruf und Einkommen eine  Wirkung auf psychosoziale und materielle Faktoren unterstellt. Diese wiederum beeinflussen das Verhalten und die

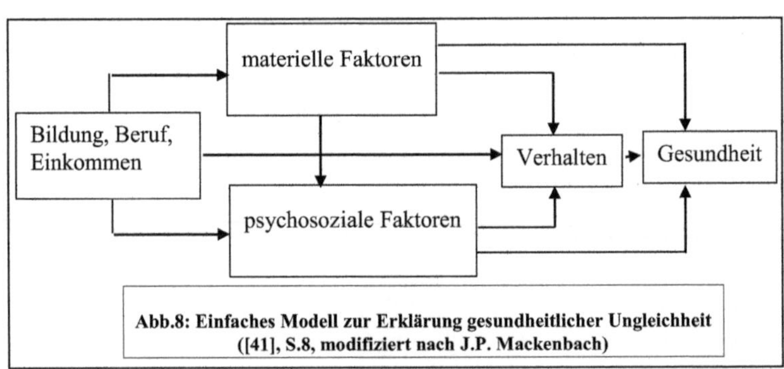


**Abb.8: Einfaches Modell zur Erklärung gesundheitlicher Ungleichheit
([41], S.8, modifiziert nach J.P. Mackenbach)**

Gesundheit. Dieses Modell unterstützt die Aussagen von Aronson, dass es die sozialen Determinanten sind, die den Umgang mit der Erkrankung allgemein und auch im speziellen bei Diabetes mellitus beeinflussen. Die Ursachen für, die Erfahrungen aus und die Erwartungen an eine Migration sind auch in diesem Kontext der Erkrankungen zu betrachten. Einige Autoren beschreiben einen Zusammenhang zwischen dem niedrigen sozio-ökonomischen Status, der Rate an seelischen Belastungen und Barrieren zur Nutzung des professionellen Gesundheitssystems [5][13][42][43].

In der eigenen Studie [12] berichten jüdische Migranten von der umgekehrten sozialen Karriere eines geachteten Angehörigen der Intelligenz-Klasse:

*„Ich ... es ist mein Mentalität, so soziale Mentalität geändert (meint: ihr sozialer Status hat sich geändert). Ich habe Hochschulabschluss und bin hier gekommen und hab angefangen, Geschirr abzuwaschen ..." Interview 6, Absatz 31)*[12].

Kyobutungi et al. finden in ihrer Kohorten-Studie eine geringere Mortalität (inklusive der Suizid-Rate) bei Spätaussiedlern im Vergleich zu anderen russischsprachigen Migranten. Sie begründen dieses Ergebnis mit dem starken sozialen Netzwerk, das diese Menschen gebildet haben. Sie diskutieren aber auch die besseren Zukunftsaussichten und einen höheren Lebensstandard für Russlanddeutsche in Deutschland [44].

*Ressourcen*
Die Großfamilie der Spätaussiedler hat einen nicht zu unterschätzenden Einfluss auf das Einleben und die Integration in Deutschland [2],[45]. Das könnte im umgekehrten Sinn auch als *Ressource* gewertet werden. Das "Laien-Gesundheitssystem" (Familien, Freunde) wird bei Spätaussiedlern häufiger in Anspruch genommen [45]. Man holt sich innerfamiliären Rat und Unterstützung.
In meiner eigenen Studie [12] wurde der Kontakt zu anderen jüdischen Migranten als eine stabilisierende Ressource gefunden. Jüdische Gemeinden in Deutschland bieten mit angestellten, professionellen Sozialarbeitern und einem strukturierten ehrenamtlichen Laiensystem, dass in der Tora und dem Talmud[7] begründet ist, ein weit verzweigtes soziales Netzwerk [12]. Auch wenn für viele der Migranten der religiöse Hintergrund nicht mehr präsent ist, nutzen sie doch die Realität des Vorhandenseins dieser Einrichtungen. Der Begriff der „Familie" wird dort sehr weit gefasst im Sinn von Gruppenzugehörigkeit.
Eine Möglichkeit der gemeinsamen gegenseitigen Unterstützung sind Selbsthilfegruppen. Sie entsprechen im weitesten Sinn der Forderung aus der eigenen Studie:

---

[7] „Zedeka"(Verpflichtung zur jüdischen Wohlfahrt): „Wenn einer deiner Brüder arm ist in irgend einer Stadt in deinem Land, das der HERR, dein GOTT, dir geben wird, so sollst du dein Herz nicht verhärten und deine Hand nicht zuhalten gegenüber deinem armen Bruder, sondern sollst ihm auftun und ihm leihen, soviel er Mangel hat." (5.Buch Mose, Kap. 15, Verse 7-8 [64])

*„Ich denke das wäre besser, erst theoretische Wissen haben und dann
auch praktische, zusammen spazieren gehen und vielleicht auch so wie
Club bilden, das so wie Selbsthilfe oder so, dass jede kann andere helfen.
So was wäre sinnvoll." (Interview 6, Absatz 279). [12].*

Die Bedeutung der gesundheitsbezogenen Selbsthilfe unterstreichen auch
Kofahl et al. in ihrem Artikel. Sie beschreiben den „Schutzraum", den eine
solche Gruppe bieten kann, weil soziale und kommunikative Regeln in einem gemeinsamen verstandenen Kontext stehen [46].

*Beratung*

Das Thema der Beratung ist im Kontext der Arbeit eines Teams zu sehen.
Sowohl die ärztliche Beratung in der Sprechstunde als auch die Schulungen
durch entsprechend ausgebildete Diabetesberater sind damit gemeint.
In einem eigenen Fall war ein jüdischer Migrant erst zur Umsetzung der in
den immer wieder kehrenden Beratungen erfolgten Empfehlung zur Veränderung der Therapie (in dem Fall die adäquate Gabe von Insulin) bereit, als
eine Art Patenschaft von einem anderen Mitglied der jüdischen Gemeinde
erfolgte. Das hatte mitnichten kognitive, sondern eher behavioristische Ursachen. Der Inanspruchnahme der sozialen Netzwerke kann ein additiver Effekt unterstellt werden.
Kleinman´s Explanatory Model sieht einen Zusammenhang zwischen der
Umsetzung von Therapie-Empfehlungen und einem Netzwerk von Erklä-
rungsmodellen. Laienkonzepte unterscheiden sich gravierend von denen der
professionellen Therapeuten. Der gemeinsamen offenen Kommunikation
wird durch Kleinman eine große Determinante für die Patienten-Compliance
zugeschrieben [47].
Das medizinische System der vormaligen Sowjetunion unterscheidet sich
sehr von dem in Deutschland. Diabetes mellitus beispielsweise wurde dort
prinzipiell vom Facharzt für Endokrinologie behandelt. Dass das in Deutschland vorrangig der Hausarzt therapiert, irritiert und wird einer schlechteren
Behandlung zugeschrieben. So ist es auch die Auseinandersetzung mit dem
deutschen Sozialsystem, dass sich jüdische Teilnehmer der eigenen Studie
als Beratungsthema wünschen [12].
Die Benutzung alternativer Therapieformen stößt bei deutschen Therapeuten
auf Ablehnung. Sie wurden aber zum Teil in der Sowjetunion verordnet:

*„Es war so auch von Ärzten verschrieben solche Kuren. Es war Mine-
ralwasser, so natürliche Mineralwasser trinken und hier gibt`s so was
nicht." ([12], Interview 6, Absatz 267),*

*"... they come with just treating themselves because that's what they had
to have done through the years. And they have herbal treatment for
every- almost every symptom and um when you mix the two is when it
gets um, (y'know), kinda dangerous. "* ([10] S. 156).

Shpilko empfiehlt die Akzeptanz dieser Komplementär-Medizin durch die
Therapeuten. Sie sieht darin eine andere, auf Laienwissen basierte Form der
Auseinandersetzung mit der Erkrankung [48]. Es stellt eine Form des Selbstmanagements dar.
Die „Unfähigkeit zur autonomen Entscheidung bezüglich einer Therapie",
die Dreißig  russischsprachigen Patienten unterstellt (in: [6], S. 54), ist aus
der Sicht von Kleinman's Explanatory Model zu hinterfragen. Russischsprachige Menschen fällen Therapie-Entscheidungen auf Basis ihres Erfahrungs-
wissens. In der eigenen Studie [12] präferierten auf Nachfrage die Hälfte der
Probanden eine Entscheidungsfindung allein durch den Arzt. Im Gegensatz
dazu hatten 55% dieser Teilnehmer diese Entscheidungen aber selbstständig
verändert, variiert oder abgelehnt (wohlweislich ohne mit dem Arzt darüber
zu sprechen) [12]. Die im Vergleich zum Einreiseland unterschiedlichen
Vorstellungen in Diagnostik und Therapie bei jüdischen Kontingentsflücht-
lingen und deutsche Spätaussiedlern wird als eine andere Bewertung der
Krankheit aus einem Erfahrungswissen heraus angesprochen [49] [50].
Das therapeutische Team, das russischsprachige Migranten behandelt und
berät, sollte diese Hintergrundkenntnisse besitzen. Shaw et al. beschreiben
in ihrem Artikel die Gefahr der Kategorisierung von Menschen mit einem
Migrationsstatus [43]. Kulturelle Kompetenz wird dort viel weitergefasst. Es
wird als „allgemeines Realisieren" angesehen, dass der betroffene Mensch
aus einem anderen Kulturkreis kommt. Auch Zielke-Nadkarni diskutiert eine
kulturspezifische Beratung. Diese sollte immer eine individuelle Beratung
darstellen und beinhaltet einen lebensbiografischen Ansatz. [51].
Beratungen sollten in der Sprache der betroffenen Menschen stattfinden. Die
betroffenen Menschen wünschen sich eine ganzheitliche Sichtweise der
Therapeuten [12]. In der Sowjetunion wurden Ärzte als

*"...'taking patients' problems personally' and bringing a more 'psycho-
logical understanding' to the problem"* ([52], S.14)

erlebt. „Culturally competent medicine" wird zu oft als vergleichende Medizin fokussiert, kritisieren Borovoy und Hine.  Sie argumentieren für ein

größeres reflektierendes individuelles Verständnis für den jeweiligen betroffenen Menschen [52] und bestätigt damit die Aussage von Zielke-Nadkarni.
Schnepp empfiehlt in seiner Arbeit über die familiale Sorge der russlanddeutschen Spätaussiedler, dass professionelle Hilfe und Beratung im Kontext
von Familiensituationen und dem Eruieren von Familienwissen geschehen
sollte [40]. Diese Aussage ist unbedingt auch auf die anderen russischsprachigen Migranten zu übertragen und auf gruppenspezifisches Wissen zu er-
weitern.

# 6. Fazit

Den „Homo Sovieticus" gibt es nicht. Die Erwartung der ethnischen Unterschiede in den Bewältigungsstrategien bei Erkrankungen an Diabetes mellitus hat sich als möglicherweise nicht unbedingt relevant erwiesen. Russischsprachige Migranten und Spätaussiedler agieren auf der Basis ihrer Lebenserfahrung, ihrer Bildung und ihres sozio-ökonomischen Status. Die Heterogenität dieser Migrantengruppe ist eigentlich nicht darzustellen. Bei allen Versuchen, Gemeinsamkeiten und Unterschiede zu den im Einreiseland lebenden Menschen auszudrücken, ist zu beachten: alle Menschen sind Individuen, sie reagieren individuell und diese Individualität muss zwingend beachtet werden. Viel wichtiger, als die Darstellung der Unterschiede ist aus meiner Sicht die Erarbeitung der vorhandenen Ressourcen.
Lebensbiografische Hintergründe bieten gute Erklärungsmuster, nicht nur bei Migranten, sondern generell bei allen Menschen, die unsere Hilfe suchen. Zielke-Nadkarni schreibt:

*„Die Interpretation von Krankheit wird immer von der inneren 'Logik' subjektiver Weltbilder bestimmt, ebenso sind es diverse soziokulturelle Prägungen, die den Resonanzboden für die Aushandlung von Zielen und das Lösen von Konflikten bilden. "* ([51], S.214).

In der Auseinandersetzung mit diesem Thema für mich eine neue Frage ergeben: Welches sind die subjektiven Krankheitstheorien und Ressourcen bezüglich Diabetes mellitus, auf die in der Beratung bei russischsprachigen Zuwanderern und Spätaussiedlern zurückgegriffen werden kann, die in Deutschland leben?
Die Arbeit an dieser Literaturstudie hat meine eigene Sicht auf alle zu beratenden Personen verändert. Es ist wie bei einem Kaleidoskop: Wenn man es nur ein wenig dreht, ergibt sich ein völlig anderes und doch auch ebenso faszinierendes  Bild. Nicht nur für meine Tätigkeit bei russischsprachigen Menschen, sondern auch für von Diabetes mellitus betroffene deutsche Patienten haben sich für mich neue Denkanstöße ergeben.

# Anhang

# 1.Bewertung der Studien/ Tabellen

| Titel der Studie | Autor(en) | Jahr | Veröffentlichungsort | Typ/ Design | Ergebnisse | Bewertung/ Beno- | Limitierungen |
|---|---|---|---|---|---|---|---|
| **Der Einfluss der Familie auf die Krankheitsverarbeitung bei Spätaussiedler/innen** [2] | **Wittig,** Ulla **Merbach,** Martin **Siefen,** Rainer **Brähler,** Elmar | 2003 | in: **„Gut versorgt? Migrantinnen und Migranten im Gesundheits- und Sozialwesen"** Borde, Theda David, Matthias (Hrsg,) Mabuse-Verlag GmbH | qualitativ – deskriptiv soziodemografischer Fragebogen modifizierter Fragebogen zu „persönlicher Ursachen-Attribution" und „erkrankungsbedingte Kontrollüberzeugung" leitfadengestützte Interviews *aus dem Projekt der VW-Stiftung "Determinanten und Veränderungen der gesundheitlichen Identität beim "Kulturwechsel" am Beispiel der Spätaussiedler und türkischen MigrantInnen* | externalisierte Kausal-Attribution: Vererbung Umwelt, Fremdverschulden internalisierte Kontrollüberzeugung: man kümmert sich selbst um die Behandlung Frauen wird eine aktivere Rolle als „Gesundheitsarbeiterinnen" übergeben Unterscheidung in: „schwere Erkrankung" – wird dem medizinischen Gesundheitssystem übergeben „leichte Erkrankung": wird mit laienmedizinischem Wissen selbst therapiert, überkommenes Wissen der Herkunftsfamilie Misstrauen gegenüber Ärzten des Einreiselandes – eher werden Ärzte des Herkunftslandes telefonisch kontaktiert | 2 | keine Alters- und Herkunftsbeschreibung Familie als Ressource: Behauptung – nicht nachvollziehbar aus den Daten |

| Titel der Studie | Autor(en) | Jahr | Veröffentlichungsort | Typ/ Design | Ergebnisse | Bewertung/ Benotung | Limitierungen |
|---|---|---|---|---|---|---|---|
| **Health and emigration: Subjective evaluation of health status and physical symptoms in Russian - Speaking migrants** [3] | **Kirkcaldy**, Bruce **Siefen**, Rainer **Merbach**, Martin **Rutow**, Nadine **Brähler**, Elmar **Wittig**, Ulla | 200 5 | **Stress and Health** [54] keine Angaben über ein Review-Verfahren Impact-Faktor: 1.036 internationales Forum zur Verbreitung innovativ-theoretischer und empirischer Untersuchungen Ziel: erweitertes Verständnis der Beziehung zwischen Stress und Gesundheit | Longitudinalstudie Fragebogen an zwei verschiedenen Terminen Gießener Beschwerdebogen 24 (Kurzform) [53] 24 Items *aus dem Projekt der VW-Stiftung "Determinanten und Veränderungen der gesundheitlichen Identität beim "Kulturwechsel" am Beispiel der Spätaussiedler und türkischen MigrantInnen* | ( nur auf die Fragestellung der Bachelor-Arbeit bezogen) es wird unterstellt: Migranten, die sich aktiv mit der Kultur des Einreiselandes auseinandersetzen, sind gesünder (protektiver Coping-Faktor) Empfehlung für die Beratungsarbeit: Offenheit für physischen und psychologische Konstruktionen der Migranten Erkenntnisse sollen in Weiterbildungen weiter gegeben werden Kultur des Einreiselandes sollte frühzeitig an Migranten vermittelt werden | 2-3 | Gelegenheitsstichprobe: Performance- und Attrition-Bias 55% Drop-Out-Rate → Generalisierung der Ergebnisse nicht gegeben |

| Titel der Studie | Autor(en) | Jahr | Veröffentlichungsort | Typ/ Design | Ergebnisse | Bewertung/ Benotung | Limitierungen |
|---|---|---|---|---|---|---|---|
| **A comparison of general and illness-related locus of control in Russians, ethnic German migrants and Germans** [4] | **Kirkcaldy,** Bruce **Siefen,** Rainer **Merbach,** Martin **Rutow,** Nadine **Brähler,** Elmar **Wittig,** Ulla | 2007 | **Psychology, Health and Medicine** [55] peer-reviewed Impact-Faktor: 1.375 Psychologie und Gesundheitspraktiken psychologische Wissen, Verständnis, Theorien und Interventionen reflektiert | Fall-Kontroll-Studie *aus dem Projekt der VW-Stiftung "Determinanten und Veränderungen der gesundheitlichen Identität beim "Kulturwechsel" am Beispiel der Spätaussiedler und türkischen MigrantInnen* | im Vergleich mit Deutschen zeigten Spätaussiedler eine höhere internalisierte Kontrollüberzeugung Spätaussiedler nahmen das medizinische System als einen großen Faktor zur Beeinflussung ihrer Gesundheit war andererseits wurden „Zufall" und „Schicksal" eine große Rolle im Heilungsprozess durch Spätaussiedler zugeschrieben generell: Menschen mit einer niedrigeren Schulbildung: von einem fatalistischen Modell überzeugt generell: Teilnehmer mit einer höheren Schulbildung: profitierten nicht von der psychosozialen Unterstützung aus ihrem Bekanntenkreis | 3 | Studie auf Fragestellung des Myokard-Infarktes und Karzinom beschränkt – Übertragung der Ergebnisse auf eigene Fragestellung muss hinterfragt werden Rekrutierung der Teilnehmer nur teilweise beschrieben – ein Selektions-Bias wäre möglich russische Teilnehmer: keine Migranten (Confounder – nicht beschrieben) unterschiedliche Alterszusammensetzung der Gruppen mehr Frauen als Männer |

| Titel der Studie | Autor(en) | Jahr | Veröffentlichungsort | Typ/ Design | Ergebnisse | Bewertung/ Benotung | Limitierungen |
|---|---|---|---|---|---|---|---|
| **Slavic Women's Understanding of Diabetes Dietary Self-Management and Reported Dietary Behaviors** [5] | **Shultz,** Jill Armstrong<br>**Corbett,** Cynthia F<br>**Allen,** Carol B | online 200 8, print 200 9 | **Journal of Immigrant and Minority Health** [56]<br>peer-reviewed<br>Impact-Faktor: 1.007 | qualitativ-deskriptiv<br>Subanalyse einer mixed- Method Studie.<br>semi-strukturierte Interviews,<br>gegenstandsorientierte Inhaltsanalyse nach Miles und Hubermann<br>Ziele:<br>1. Verständnis einer Diabetes-Diät erfassen<br>2. diätetisches Verhalten aufnehmen<br>3. Einflussmöglichkeiten beschreiben | Migrationshintergrund (n = 10)/ keine Altersangaben<br>Ergebnisse der Interviews:<br>haben bereits Ernährung verändert,<br>Kontrolle der Nahrungs-Zusammensetzung und der Menge,<br>Einhaltung von Diätempfehlung, um gesund zu bleiben und sich gesund zu fühlen<br>Familie als Ressource<br>Therapeuten mit eigenem russischen Migrations-Hintergrund zum Verständnis des kulturellen Unterschieds | 2 | nur Frauen als Teilnehmer, Gelegenheits-Stichprobe<br>keine Altersangaben<br>Literaturrecherche nicht umfassend beschrieben<br>Stand der Forscher im und zum Feld nicht beschrieben |

| Titel der Studie | Autor(en) | Jahr | Veröffentlichungsort | Typ/ Design | Ergebnisse | Bewertung/ Benotung | Limitierungen |
|---|---|---|---|---|---|---|---|
| **The Salad of Ideas: Beliefs about Health and Food among Immigrants from the former  USSR in Germany** [6] | **Aronson,** Polina | 2011 | **Cargo. Journal of Cutural and Social Anthropolgy** peer-reviewed Fokus: Theorie und Praxis der Anthroplogie, gelistet im European Reference Index for the Humanities (ERIH). Czech Association for Social Anthropology (CASA) [57] | ethnologische Studie halbstandardisierte Interviews Auswertung mittels NVIVO 8 (Software) Grounded Theory | untersuchte drei Gruppen: Spätaussiedler, jüdische Migranten (Migration nach 1970-1989), jüdische Migranten (Migration nach 1990) Vorstellungen von gesunder Ernährung vom Umfeld der Herkunft und dem Sozial-Status abhängig (urban vs. kleinstädtisch oder ländlich, hoher Ausbildungsstand vs. wenig ausgebildet) Spätaussiedler: Lebensmittel selbst anbauen und ernten, selbst kochen, Familienrezepte und –gewürze, gemeinsam (Familie) essen jüdische Migranten: Bildungsbürger sucht nach Alternativen (Bsp. Bio-Läden) – gesunde Ernährung als Statussymbol, klare Abgrenzung zur als primitiv empfunden russischen Ernährungsweise | 2 - 3 | Auswertungsmethode nicht exakt im Text beschrieben (an Hand der Literaturliste vermutet) Datensättigung nicht beschrieben Stand des Forschers zum Feld nur vermutet Übersetzungsmethode nicht beschrieben keine Quantifizierung der Aussagen (Bsp.: häufig, selten, meist) |

|  |  |
| --- | --- |
| **Titel der Studie** | **Exploring association of spiritual perspectives with complementary medicine use among patients with Type 2 diabetes in Israel** [7] |
| **Autor(en)** | **Ben-Arye,** Eran; **Schiff,** Elad; **Karkabi,** Khaled; **Keshet,** Yael; **Lev,** Efraim |
| **Jahr** | 2011 |
| **Veröffentlichungsort** | **Ethnicity & health** [58] [59]; peer-reviewed; Fokus: Kultur, Religion, Gender, Klassen, Migration, Lifestyle, Rassismus; praktische und empirische Daten; quantitative und qualitative Studien; Impact-Faktor: 1.203 |
| **Typ/ Design** | Fall-Kontroll-Studie/ Fragebogen |
| **Ergebnisse** | **alle Teilnehmer/ Diabetes vs. kein Diabetes:** Assoziation zwischen Erkrankung an Diabetes und Nutzung von pflanzlichen Medikamenten; signifikant niedriger Nutzung von Manual- oder Bewegungstherapien bei Diabetes; höhere Anzahl an Konsultationen von Ärzten mit Ausbildungen in traditioneller Medizin oder Heilpraktikern bei Diabetes; hohe und vergleichbare Nutzung von traditioneller Medizin und Nahrungsergänzungsmitteln in beiden Gruppen. **bei Juden + Diabetes:** höhere Schulbildung und Alter <60 Jahre: signifikant höhere Assoziation zwischen selbstberichteter Religiosität und der Nutzung von Alternativ-Therapien. **bei Arabern + Diabetes:** die o.g. Assoziation wurde nicht gefunden |
| **Bewertung/ Benotung** | 4 |
| **Limitierungen** | keine direkte Aussage über das Studiendesign; Zeitraum zwischen dem ersten Einreichen des Reports und der Veröffentlichung: 16 Monate; Sample ist nicht repräsentativ für die Gesamtheit der Bevölkerung; keine Alters-Gleichverteilung zwischen den Studien-Armen; keine Gleichverteilung im Schul- und Ausbildungsstand zwischen den Studien-Gruppen; Ergebnisse haben möglicherweise auch andere als die genannten Zusammenhänge; Interessenkonflikt der Autoren |

| Titel der Studie | Perceptions of diabetes symptoms and self-management strategies: a cross-cultural comparison. [8] |
| --- | --- |
| Autor(en) | **Barko,** Rimma **Corbett,** Cynthia F **Allen,** Carol B **Shultz,** Jill Armstrong |
| Jahr | 2011 |
| Veröffentlichungsort | **Journal of transcultural nursing** [60] peer-reviewed, Impact-Faktor: 0.510 **Zielgruppe:** Pflegende, Berater, Wissenschaftler, Ärzte |
| Typ/ Design | qualitativ-deskriptiv Subanalyse einer mixed- Method Studie, semi-strukturierte Interviews, genaue Beschreibung des Codier-Prozesses Ziel: Wahrnehmung der Diabetes- Symptomatik beschreiben, Selbstmanagement-Strategien erfassen Schulungsnotwendigkeiten eruieren |
| Ergebnisse | mit (n = 10) und ohne Migrationshintergrund (n = 10)/ Alter: > 50 Jahre fehlendes Verständnis für Symptome einer Hypo- oder Hyperglykämie, bei Migrantinnen keine durchgängige Blutzucker-Kontrolle bei Migrantinnen wenige Kenntnisse zu Diabetes mellitus bei Migrantinnen, obwohl sie vorher ein Schulungs-Programm erhalten hatten |
| Bewertung/ Benotung | 2 |
| Limitierungen | stichprobe nur Frauen Stand der Forscher im und zum Feld nicht beschrieben |

| Titel der Studie | Autor(en) | Jahr | Veröffentlichungsort | Typ/ Design | Ergebnisse | Bewertung/ Benotung | Limitierungen |
|---|---|---|---|---|---|---|---|
| **Physical activity: exploring views of older Russian-speaking Slavic immigrants** [9] | **Purath,** Janet **Van Son,** Catherine **Corbett,** Cynthia F | 2011 | **Nursing research and practice** [61] peer-reviewed Fokus: alle Bereiche der Gesundheits- und Krankenpflege | qualitativ Fokusgruppen Interviews | Teilnehmer: 9 Frauen/ 15 Männer/ Alter: > 67 Jahre<br>körperliche Aktivitäten werden holistisch definiert<br>Benefit durch Bewegung: Aufrechterhaltung der Gesundheit und funktionellen Unabhängigkeit<br>Barrieren: persönliche Beschwerden und umfeldbedingte Befürchtungen<br>Anforderungen an medizinisches Team: Unterstützung in der Motivation, Ärzte sollen gute Anweisungen geben, gemeindeorientierte Arbeit<br>Lehrmethode: russischsprachiges Schulungsmaterial, Visualisierung, praktische Übung | 1 -2 | keine Generalisierung der Ergebnisse möglich (wurde als Limitierung benannt):<br>Teilnehmer kamen aus fünf Regionen der ehemaligen Sowjetunion<br>strenger christlicher Glaube der Teilnehmer |

| Titel der Studie | Autor(en) | Jahr | Veröffentlichungsort | Typ/ Design | Ergebnisse | Bewertung/ Benotung | Limitierungen |
|---|---|---|---|---|---|---|---|
| **Health-Care access in a rural Area: Perspectives from Russian-speaking Immigrants, English-speaking doctors and volunteers interpreters** [10] | **Brua,** Charles R **Johnson,** Karen | 2011 | Pennsylvania State University - The Graduate School<br><br>Dissertation in Applied Linguistics - Doctor of Philosophie | qualitative<br><br>Fokusgruppen-Interviews<br><br>Experten-Interviews | Familienmitglieder als Dolmetscher könnten problematisch werden:<br>innerfamiliäre oder kulturelle Tabus<br>eigene Vorstellungen werden interpretativ mit eingesetzt<br>Übersetzer sollten medizinische Hintergrundwissen haben<br>geringe Medikamenten-Compliance<br>biomedizinische Sicht des Einreiselandes kollidiert mit der Laiensichtweise der Migranten<br>Zugang zum Gesundheitssystem ist schwierig<br>Arzt-Patient-Interaktionen: amerikanische Ärzte seien „gefühllos"<br>medizinisch-technische Qualität im Einreiseland hoch<br>Patienten fühlen sich unverstanden, benutzten Dolmetscher als „Anwälte" für sich selbst | 2 | in der Studie benannt:<br><br>mögliche Gefälligkeits-Aussagen (wurden nicht verifiziert)<br><br>keine Re-Übersetzung oder Verifizierung der Aussagen durch einen zweiten Dolmetscher |

| Titel der Studie | Autor(en) | Jahr | Veröffentlichungsort | Typ/ Design | Ergebnisse | Bewertung/ Benotung | Limitierungen |
|---|---|---|---|---|---|---|---|
| Pflegeberatung bei russischsprachigen Migranten aus der Gemeinschaft der unabhängigen Staaten. (GUS) - Empfehlungen am Beispiel des Pflegestützpunktes Berliner Freiheit [11] | **Mayer,** Olga **Becker,** Irina | 2011 | Diplomica® Verlag GmbH, Hamburg | qualitativ, deskriptiv<br><br>standardisierte Fragebögen<br><br>Auswertung mit SPSS | ( nur auf die Fragestellung der Bachelor-Arbeit bezogen)<br><br>Unwissenheit über Funktion des deutsche Sozialsystems<br><br>Kommunikationsprobleme durch Unkenntnis der deutschen Sprache<br><br>Hilfe von außen wird nicht benötigt, da alles innerhalb der Familie geregelt wird<br><br>als für die Beratung wichtige Attribute wurden benannt:<br><br>Geduld (das Gefühle des „Sich-Zeit-Nehmens"), Offenheit, Verständnis, muttersprachliche Beratung, Kenntnisse der Berater über die zielgruppenspezifischen kulturellen Hintergründe<br><br>Mediatoren/ Dolmetscher sollten Grundlagenkenntnisse besitzen | 3 | keine Unterscheidung in der Nationalität der Probanden kein ethisches Clearing, da die Vulnerabilität der Studienpopulation nicht erkannt wurde Vernichtung der Daten nach Abschluss der Studie, um die Anonymisierung zu gewährleisten –nachträgliche Überprüfung der Daten nicht mehr möglich |

| Titel der Studie | Autor(en) | Jahr | Veröffentlichungsort | Typ/ Design | Ergebnisse | Bewertung/ Benotung | Limitierungen |
|---|---|---|---|---|---|---|---|
| **Diabetes mellitus bei jüdischen Zuwanderern in Sachsen und Sachsen-Anhalt : subjektives Krankheitserleben und persönliche Ressourcen in der Krankheitsbewältigung – Empfehlungen hinsichtlich Veränderungen der Beratungssituationen [12]** | **Simolka, Sigrun** | 2011 | Akademische Verlagsgemeinschaft | qualitativ problemzentrierte Leitfadeninterviews Auswertung mit Hilfe der strukturierten Inhaltsanalyse nach Mayring | überwiegend externalisierte Ursachenzuschreibung: Stress, Reaktor-Unfall von Tschernobyl, andere Erkrankungen<br>subjektives Krankheitserleben: Diabetes mellitus war nachrangig gegenüber allen anderen, vielfältigen Problemen<br>soziale Unterstützung erhielten die Probanden in den jüdischen Gemeinden, den russischsprachigen Treffpunkten und den Familien<br>Beratung:<br>• in russischer Sprache<br>• Therapie-Compliance sollte erfragt werden<br>• Themen: Ernährung, Hypoglykämie, deutsches Sozialsystem<br>• viele praktische Elemente<br>• Möglichkeit der Wiederholung | keine Bewertung der Arbeit, weil es die eigene Master-Dissertation ist – mögliche subjektive Verzerrung | überwiegend Frauen<br>Dolmetscher: kaum Kenntnisse zum Thema „Diabetes mellitus" – mögliche inhaltlich falsche Übersetzung |

| Titel der Studie | Autor(en) | Jahr | Veröffentlichungsort | Typ/ Design | Ergebnisse | Bewertung/ Benotung | Limitierungen |
|---|---|---|---|---|---|---|---|
| **Relying on What They Know: Older Slavic Émigrés Managing Chronic Health Conditions** [13] | **Van Son, Catherine Gileff**, Tai-siya | 2013 | **Qualitative health research** [62] peer-reviewed Impact-Faktor: 2.181<br><br>Fokus: interdisziplinär, internationales Forum<br><br>Entwicklung und Verständnis qualitativer Forschung im Gesundheits-System | qualitativ/ mixed method: teilnehmende Beobachtung, halb-standardisierte Interviews | externalisierte Zuschreibung der Ursachen chronischen Erkrankungen: kaltes Wetter, schlechte Lebensbedingungen und schwere Arbeit im Herkunftsland, – nicht beeinflussbar<br><br>durch niedrige Schulbildung beeinflusst: nur sehr wenige Kenntnisse über Funktionsweise des Körpers<br><br>Migranten benutzen „traditionelle Medizin"<br><br>vertrauen eher sich selbst, der Familie und Gemeinde<br><br>Misstrauen gegenüber Gesundheitssystem des Einreiselandes<br><br>Migranten empfinden das Gesundheitssystem des Einreislandes als konfus | 3 | nur Gelegenheitsstichprobe keine Begründung für die Auswahl der Teilnehmer nicht ausreichende Beschreibung der Teilnehmer Herkunftsland nur sehr ungenau beschrieben („ehemalige Sowjetunion") keine ausreichende Beschreibung des Standes der Forscher im und zum Feld |

# 2. Literaturverzeichnis

[1]   "Leipziger Kinder- und Familienförderung e.V. * Angebote: Hilfe in sozialen Krisen * Familienhilfe * Kinder * Jugendliche * Familien." [Online]. Available: http://www.leipziger-familienfoerderung.de/angebote/hilfe.html. [Accessed: 19-Jan-2014].

[2]   U. Wittig, M. Merbach, R. Siefen, and E. Brähler, "Der Einfluss der Familie auf die Krankheitsverarbeitung bei Spätaussiedler/innen," in *Gut versorgt? Migrantinnen und Migranten im Gesundheits- und Sozialwesen*, Frankfurt am Main: Mabus-Verlag GmbH, 2003, pp. 191–202.

[3]   B. D. Kirkcaldy, R. G. Siefen, U. Wittig, A. Schüller, E. Brähler, and M. Merbach, "Health and emigration: Subjective evaluation of health status and physical symptoms in Russian - Speaking migrants," *Stress Heal.*, vol. 21, no. 5, pp. 295–309, 2005.

[4]   B. D. Kirkcaldy, R. G. Siefen, M. Merbach, N. Rutow, E. Bráhler, and U. Wittig, "A comparison of general and illness-related locus of control in Russians, ethnic German migrants and Germans," *Psychol. Heal. Med.*, vol. 12, no. 3, pp. 364–379, 2007.

[5]   J. A. Shultz, C. F. Corbett, and C. B. Allen, "Slavic Women's Understanding of Diabetes Dietary Self-Management and Reported Dietary Behaviors," *J. Immigr. Minor. Heal.*, vol. 11, no. 5, pp. 400–405, Oct. 2009.

[6]   P. Aronson, "The Salad of Ideas: Beliefs about Health and Food among Immigrants from the Former USSR in Germany," *Cargo. J. Cutural Soc. Anthr.*, vol. 9, no. 1–2, pp. 51–72, 2011.

[7]   E. Ben-Arye, E. Schiff, K. Karkabi, Y. Keshet, and E. Lev, "Exploring association of spiritual perspectives with complementary medicine use among patients with Type 2 diabetes in Israel.," *Ethn. Health*, vol. 16, no. 1, pp. 1–10, Feb. 2011.

[8]   R. Barko, C. F. Corbett, C. B. Allen, and J. A. Shultz, "Perceptions of diabetes symptoms and self-management strategies: a cross-cultural comparison.," *J. Transcult. Nurs.*, vol. 22, no. 3, pp. 274–81, Jul. 2011.

[9]   J. Purath, C. Van Son, and C. F. Corbett, "Physical activity: exploring views of older Russian-speaking Slavic immigrants.," *Nurs. Res. Pract.*, vol. 2011, pp. 1–5, Jan. 2011.

[10] C. R. Brua and K. Johnson, "Health-Care access in a rural Area: Perspectives from Russian-speaking Immigrants, English-speaking doctors and volunteers interpreters," Pennsylvania State University - The Graduate School, 2011.

[11] O. Mayer and I. Becker, *Pflegeberatung bei russischsprachigen Migranten aus der Gemeinschaft der unabhängigen Staaten. (GUS) - Empfehlungen am Beispiel des Pflegestützpunktes Berliner Freiheit*, 1. Auflage. Hamburg: Diplomica Verlag GmbH, 2011, pp. 1–144.

[12] S. Simolka, *Diabetes mellitus bei jüdischen Zuwanderern in Sachsen und Sachsen-Anhalt: subjektives Krankheitserleben und persönliche Ressourcen in der Krankheitsbewältigung – Empfehlungen hinsichtlich Veränderungen der Beratungssituationen*, 1. Auflage. München: Akademische Verlagsgemeinschaft, 2011, pp. 1–134.

[13] C. R. Van Son and T. Y. Gileff, "Relying on What They Know: Older Slavic Émigrés Managing Chronic Health Conditions.," *Qual. Health Res.*, Oct. 2013.

[14] Statistisches Bundesamt, "Bevölkerung und Erwerbstätigkeit - Vorläufige Ergebnisse der Bevölkerungsfortschreibung auf Grundlage des Zensus 2011." Statistisches Bundesamt, Wiebaden, pp. 1–14, 2013.

[15] Bundeszentrale für poltische Bildung, "Zuzug von ( Spät- ) Aussiedlern und ihren Familienangehörigen," 2012. [Online]. Available: http://www.bpb.de/nachschlagen/zahlen-und-fakten/soziale-situation-in-deutschland/61643/aussiedler. [Accessed: 08-Sep-2013].

[16] S. Haug and L. Sauer, *Zuwanderung und Integration von (Spät-) Aussiedlern - Ermittlung und Bewertung der Auswirkung des Wohnortzuweisungsgesetzes*. Nürnberg: Bundesamt für Migration und Flüchtlinge, 2007.

[17] Bundesamt für Migration und Flüchtlinge, "Migrationsbericht 2011," Berlin, 2013.

[18] S. Tempel, "Zwischen Integration und Diskriminierung." Zentralrat der Juden in Deutschland, 2006.

[19] S. Haug and P. von Schimany, *Jüdische Zuwanderer in Deutschland - Working Papers 3/2005*. Nürnberg: Bundesamt für Migrationund Flüchtlinge, 2005, pp. 1–19.

[20] "Gesetz über die Angelegenheiten der Vertriebenen und Flüchtlinge ( Bundesvertriebenengesetz - BVFG )." Bundesministerium der Justiz, Berlin, pp. 1–13.

[21] "BAMF - Bundesamt für Migration und Flüchtlinge - Aufnahmevoraussetzungen." [Online]. Available: http://www.bamf.de/DE/Migration/JuedischeZuwanderer/Voraussetz ungen/voraussetzungen-node.html. [Accessed: 20-Sep-2013].

[22] S. Tselmin, W. Korenblum, M. Reimann, S. R. Bornstein, and P. E. H. Schwarz, "The health status of Russian-speaking immigrants in Germany.," *Horm. Metab. Res.*, vol. 39, no. 12, pp. 858–61, Dec. 2007.

[23] A. S. Hosler, T. A. Melnik, and M. M. Spence, "Diabetes and its related Risk Factors among Russian-speaking Immigrants in New York State," *Ethn. Dis.*, vol. 14, no. 3, pp. 372–377, 2004.

[24] International Diabetes Federation, "IDF DIABETES ATLAS 5th Edition - 2012 update," 2012. [Online]. Available: http://www.idf.org/diabetesatlas/5e/Update2012. [Accessed: 09-Nov-2013].

[25] W. Kerner and J. Brückel, "Definition, Klassifikation und Diagnostik des Diabetes mellitus," *Diabetol. und Stoffwechsel*, vol. 6, no. S 02, pp. 107–110, Oct. 2011.

[26] Bundesministerium des Inneren, "Migrationsbericht des Bundesamtes für Migration und Flüchtlinge im Auftrag der Bundesregierung - Migrationsbericht 2006," 2007.

[27] Bundesministerium des Inneren, "Migrationsbericht des Bundesamtes für Migration und Flüchtlinge im Auftrag der Bundesregierung - Migrationsbericht 2010," 2012.

[28] J. Kessler, "Jüdische Migration aus der ehemaligen Sowjetunion seit 1990 - 3. Zur Sozialstruktur der jüdischen Migranten," 2003. [Online]. Available: http://berlin-judentum.de/gemeinde/migration-2.htm. [Accessed: 12-Dec-2013].

[29] "Deutschprüfungen - Unsere Prüfungen - Goethe-Zertifikat A1: Start Deutsch 1 - Goethe-Institut." [Online]. Available: http://www.goethe.de/lrn/prj/pba/bes/sd1/deindex.htm?wt_sc=sd1. [Accessed: 10-Nov-2013].

[30] A. Franke, *Modelle von Gesundheit und Krankheit*, 1. Nachdru. Bern: Verlag Hans Huber,Hogrefe AG, 2008, pp. 1–222.

[31] S. Weisweiler, B. Dirscherl, and I. Braumandl, *Zeit- und Selbstmanagement Ein Trainingsmanual - Module, Methoden, Materialien für Training und Coaching*. Springer- Verlag, Berlin Heidelberg, 2012, pp. 11–46.

[32] N. Burns and S. K. Grove, *Pflegeforschung verstehen und anwenden*, 1. Auflage. Urban & Fischer Verlag, 2005, p. 413.

[33] H. Mayer, *Pflegeforschung kennenlernen: Elemente und Basiswissen für die Grundausbildung [Broschiert]*. facultas.wuv Universitäts, 2007, p. 215.

[34] U. Flick, E. von Kardorff, and I. Steinke, *Qualitative Forschung - ein Handbuch*, 3. Auflage. Reinbek bei Hamburg: Rowohlt Taschenbuchverlag, pp. 319–331.

[35] J. Behrens and G. Langer, "Beurteilung einer qualitativen Studie," 2002.

[36] E. von Elm, D. G. Altman, M. Egger, S. J. Pocock, P. C. Gøtzsche, and J. P. Vandenbroucke, "The Strengthening the Reporting of Observational Studies in Epidemiology (STROBE) statement: guidelines for reporting of observational studies," *Internist (Berl).*, vol. 49, no. 6, pp. 688–93, Jun. 2008.

[37] A. Franke, *Modelle von Gesundheit und Krankheit*, 1.Nachdruc ed. Verlag Hans Huber,Hogrefe AG, 2008, pp. 1–222.

[38] J. Mearns, "The Social Learning Theory of Julian B. Rotter." [Online]. Available: http://psych.fullerton.edu/jmearns/rotter.htm. [Accessed: 01-Dec-2013].

[39] J. A. Shultz, C. F. Corbett, and C. B. Allen, "Slavic Women's Understanding of Diabetes Dietary Self-Management and Reported Dietary Behaviors," *J. Immigr. Minor. Heal.*, vol. 11, no. 5, pp. 400–405, Oct. 2009.

[40] W. Schnepp, *Familiale Sorge in der Gruppe der russlanddeutschen Spätaussiedler*. Huber Hans, 2002, p. 252.

[41] M. Richter and K. Hurrelmann, "Warum die gesellschaftlichen Verhältnisse krank machen," in *Aus Politk und Zeitgeschehen - Beilage zur Wochenzeitung "Das Parlament,"* Wochenzeit., Frankfurt am Main: Bundeszentrale für poliische Bildung, Bonn, 2007, pp. 1–40.

[42] M. D. Morris, S. T. Popper, T. C. Rodwell, S. K. Brodine, and K. C. Brouwer, "Healthcare barriers of refugees post-resettlement.," *J. Community Health*, vol. 34, no. 6, pp. 529–38, Dec. 2009.

[43] S. Shaw and J. Armin, "The Ethical Self-Fashioning of Physicians and Health Care Systems in Culturally Appropriate Health Care," *Cult. Med. Psychiatry*, vol. 35, no. 2, pp. 236–261, 2011.

[44] C. Kyobutungi, U. Ronellenfitsch, O. Razum, and H. Becher, "Mortality from external causes among ethnic German immigrants from former Soviet Union countries, in Germany.," *Eur. J. Public Health*, vol. 16, no. 4, pp. 376–82, Aug. 2006.

[45] U. Wittig and M. Merbach, "Beschwerden und Inanspruchnahme des Gesundheitswesens von Spätaussiedlern bei Einreise nach Deutschland," *Das Gesundheitswes.*, vol. 66, no. 2, pp. 85–92, 2004.

[46] C. Kofahl, J. Hollmann, and B. Möller-Bock, "Gesundheitsbezogene Selbsthilfe bei Menschen mit Migrationshintergrund," *Bundesgesundheitsblatt. Gesundheitsforschung. Gesundheitsschutz*, vol. 52, no. 1, pp. 55–63, Jan. 2009.

[47] A. Kleinman, "Concepts and a model for the comparison of medical systems as cultural systems.," in *Social science & medicine*, vol. 12, no. 2B, Great Britain: Pergamon Press Ltd., 1978, pp. 85–95.

[48] I. Shpilko, "Russian-American health care: bridging the communication gap between physicians and patients.," *Patient Educ. Couns.*, vol. 64, no. 1–3, pp. 331–41, Dec. 2006.

[49] W. Korenblum, S. Bornstein R., and S. Fischer, "Erkrankungen bei Migranten - jüdische Kontingentflüchtlinge und deutsche Spätaussiedler aus der ehemaligen Sowjetunion," *Diabetes aktuell*, vol. 8, no. 01, pp. 38–41, 2010.

[50] D. Boll-Palievskaya, "Zusammenprall der Kulturen," *Dtsch. Arztebl.*, vol. 102, no. 10, pp. 10–11, 2005.

[51] A. Zielke-Nadkarni, "Bedürfnisse individuell erfassen.," *Pflegezeitschrift*, vol. 4, pp. 211–214, 2006.

[52] A. Borovoy and J. Hine, "Managing the Unmanageable: Elderly Russian Jewish Émigrés and the Biomedical Culture of Diabetes Care," *Med. Anthropol. Q.*, vol. 22, no. 1, pp. 1–26, Mar. 2008.

[53] Brähler E., H. A., and S. J.W., "Gießener Beschwerdbogen 24 - Kurzform (GBB 24)," 1995. [Online]. Available: http://www.assessment-info.de/assessment/seiten/datenbank/vollanzeige/vollanzeige-de.asp?vid=16.

[54] "Wiley: Stress and Health -." [Online]. Available: http://eu.wiley.com/WileyCDA/WileyTitle/productCd-SMI.html. [Accessed: 03-Dec-2013].

[55] "Taylor & Francis Online :: Psychology, Health & Medicine - Aims & scope." [Online]. Available: http://www.tandfonline.com/action/journalInformation?show=aimsScope&journalCode=cphm20#.UpqvXieGfzI. [Accessed: 01-Dec-2013].

[56] "Journal of Immigrant and Minority Health." [Online]. Available: http://www.springer.com/public+health/journal/10903. [Accessed: 02-Jan-2014].

[57] "Cargo. Journal for Cultural / Social Anthropology." [Online]. Available: http://cargojournal.org/index.php/cargo. [Accessed: 16-Nov-2013].

[58] "Taylor & Francis Online :: Ethnicity & Health - Aims & scope." [Online]. Available: http://www.tandfonline.com/action/journalInformation?show=aimsScope&journalCode=ceth20#.UohIuyeGfzI. [Accessed: 17-Nov-2013].

[59] "Population Studies Center (PSC) - Institute for Social Research." [Online]. Available: http://www.psc.isr.umich.edu/dis/infoserv/journal/detail/1234. [Accessed: 17-Nov-2013].

[60] "Journal of Transcultural Nursing." [Online]. Available: http://tcn.sagepub.com/. [Accessed: 02-Jan-2014].

[61] "Nursing Research and Practise." [Online]. Available: http://www.hindawi.com/journals/nrp/. [Accessed: 22-Nov-2013].

[62] "Qualitative Health Research." [Online]. Available: http://qhr.sagepub.com/. [Accessed: 24-Nov-2013].

[63] "Zentralrat der Juden - Integration - gesetzliche Regelungen - Regelungen bis 2004." [Online]. Available: http://www.zentralratdjuden.de/de/topic/82.regelung-bis.html. [Accessed: 08-Nov-2013].

[64] *Bibel*, 4. Auflage. Berlin: Bibelgesellschaft, 1978.